倫理でスッキリ

医療従事者の
モヤモヤ解消法

吉川ひろみ（県立広島大学保健福祉学部作業療法学科　教授）

上野　哲（国立高等専門学校機構小山工業高等専門学校一般科　教授）

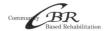

Community CBR
Based Rehabilitation

はじめに

　本書では、悩みや問題にぶつかったとき、その現象を敏感に察知し、多面的に考えを巡らせ、自分自身や他者と対話することで、よりよい行動の選択肢を探し求める様子を描きました。

　本書の事例を読み、自分自身の経験を思い出すかもしれません。倫理的事例が呼び起こす記憶は、愉快なものではありません。失敗したことや、一応解決したと思っていたことを、ほじくり返して考え直すことを迫るものです。忘れていたほうが楽に生きていけるのに、思い出して、あれこれ考え悩み始めます。

　本書に登場する看護師のナミ、作業療法士のサキ、言語聴覚士のコトハ、理学療法士のリク、ソーシャルワーカーのソウタは、怠けているわけでも、不真面目なわけでもありませんが、他者の行動に戸惑ったり、自分の行動を反省したり、心を揺さぶられ悩んでいます。

　哲学カフェ「ヘンプ」はこうした人たちが、立ち止まり、考える機会を作ってくれています。読者の皆さんもマスターの話に、反発したり、納得したりしながら、自分の考えを振り返り、自明だと信じていたことを疑い始めるかもしれません。自分の信念や常識を疑うことは、精神的動揺を伴い、かなり厳しいです。それでも、本書を読み進めるうちに、じわじわと「考える」ということが楽しくなっていくことでしょう。

　私は、哲学は生きるために役に立つと感じています。そして、倫理学の知識は考えるために役に立ちます。人間が文字を使うようになってから、いろいろな人がいろいろな考えを書き記してくれました。時間を超えて、地球上の地理的距離を超えて、今私たちが使うことのできる知識があります。私が生まれる前の世界、そして私が死んでからの世界、長い歴史の中で、私が存在する時間はわずかです。その限られた時間を、私がどう使うかという自由を手にしていることを大事にしたいと思います。

吉川ひろみ

目　次

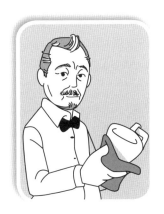

哲学カフェのマスター
Tetsu

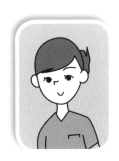

看護師の ナミ

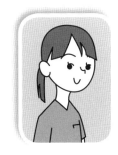

作業療法士の サキ

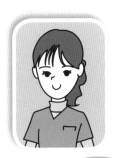

言語聴覚士の コトハ

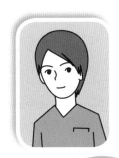

理学療法士の リク

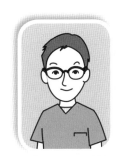

ソーシャル
ワーカーの ソウタ

第1章
バイク事故の彼

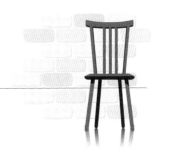

　サキは、手芸や芸術が好きで作業療法士になった。いろいろな人が作品を作って、うれしそうにしている様子を見るのが好き。学校で、医学的な勉強をたくさんしているうちに、作業療法の存在価値がわからなくなってきた。障害を軽くするという治療的な考えと、自分で作業をして自分の生活をつくり上げていくという作業療法の考えに、両端から引っ張られているような気がする。さらに就職してからは、作業を通して生活や人生をつくるという作業療法の考えさえ、疑う気持ちが強くなりつつある。

　サキが勤務する病院には、急性期治療を終えた脳卒中などの患者が多く入院している。大学生の赤井さんは、バイク事故による頭部外傷で、日常生活のほとんどすべてに介助が必要だ。サキが「こんにちは、作業療法士のサキです」と挨拶すると、赤井さんは、左手をゆっくり上げた。サキはうれしくなって、両手でそっと赤井さんの手を包み、「よろしくお願いします」と言った。赤井さんは、言葉を発することはなかったけれど、ときどき「うー」とか「あー」と言った。

　赤井さんは、左手でスプーンを使って食事をすることはできたが、だいぶこぼれてしまう。途中で食べるのを止めてしまうので、食事の介助も必要だ。車いすの背もたれから背中を離すと、体がぐらぐらと揺れた。サキは、歌いながら赤井さんとボール投げをした。赤井さんが、サキの歌に合わせて声を出すこともあった。サキは、赤井さんが一緒に歌ってくれる曲を探そうと、いろいろな歌を歌った。「どんぐりころころどんぐりこ　おいけにはまって　さあたいへん　どじょうがでてきて」とサキが歌った後に続いて、赤井さんが小さな声で「こんにちは」と言うのが聞こえた。サキは笑顔で「こんにちは」と言った。

　しばらくして、看護師のナミは、次の時間に検査の予定が入っている赤井さんを、作業療法室に迎えに来た。作業療法士は笑いながら患者とおしゃべりしたり、一緒に何かを作ったりしている。ナミは心の中で「気楽でいいな」とつぶやいた。看護師は大勢の患者の情報をしっかり頭に入れて、時間に追われながら業務をこなすことで精いっぱいだ。担当患者でなくても、急変する患者もいるし、急に怒り出す人もいるし、家族から苦情がくることもある。看護部門としてケアの質を高めるためには、私は知らないだの、それは誰それさんの責任だのと言って済ませることはできない。就職してからずっと、何かミスをしていないか、忘れていることはないかと、緊張して仕事をしている。それに比べて、歌なんか歌って治療になってるのかな、どれほどの価値があるのかな…、ナミはこんなことを思っている暇もないことに気づいた。

　リクは、理学療法士になったからには、一流と言われるようになりたいと思っている。学校での勉強も楽しかったし、研究発表をしている先輩や先生たちはかっこいいので、自分も将来はそうなりたい。理学療法の知識が増え、スキルアップしていくことが楽しい。就職してから、いろいろな患者さんをみることができて、日々の実践から学べることがたくさんある。
　リクは理学療法室のベッドに仰向けになっている赤井さんの身体を動かしている。関節が固まらないように毎日しっかり動かさなければならない。右側の手足の筋肉が固いので、リクが動かすと、赤井さんは顔を歪めて声をあげる。左手でリクを叩くこともあるが、赤井さんの様子を観察し、筋緊張の強さを確かめながら、少しずつ動かしていく。リクは、赤井さんの姿勢を整えて、動かす方向や力を加減しながら、赤井さんの身体全体のコンディションを整えていく。寝返りと起き上がりの練習も行っているが、自立には至らないだろうと予想している。文献やリクの経験から、赤井さんが自立して歩行することは難しいと考えている。車いすでの自立移動もできないだろう。赤井さんのように精神機能も低下している頭部外傷者は、安全に車いすを操作することも困難だからだ。
　赤井さんの状態は入院時からほとんど変わらない。赤井さんの身体機能維持のためには、誰かが赤井さんの体を動かす必要があるが、理学療法士の自分に

しかできないというわけではない。家族や介護の人がやってもいいし、ロボットを使うこともできるのではないか。赤井さんみたいな患者ばかりだったら、つまらないだろうなと思っている自分に気がついて、リクは後ろめたい気持ちになった。医療従事者は、どんな患者に対しても誠心誠意最新の治療を行う努力をしなければならないからだ。周囲の人は、それを期待しているだろうし、自分もそうありたいと思っていたはずだった。

　リクは、言語聴覚士のコトハに、赤井さんのコミュニケーション能力はどの程度なのか聞いた。コトハによると、赤井さんは意味のある言葉を話すことはできないけれど、聞いて理解できる単語はあるようだ。リクは、これからは赤井さんに話しかけながら身体を動かそうかなと思った。

　コトハは、赤井さんにとっては理学療法も言語療法も不快刺激でしかないのではないかと思っている。動かない身体を動かされたり、興味のない絵を見せられて指さすよう言われたりする時間は、赤井さんにとっては嫌な時間だろう。コトハは赤井さんの言語に関する評価を一通り終えたので、報告書を書いて、赤井さんの言語療法は終了しようと思っている。言語聴覚士として、コミュニケーション障害のある人に何もアプローチしないというのは、正しくないと言う人がいるかもしれないが、今のコトハにはどんなプログラムが効果的なのかわからない。入院しているから、診療報酬が算定できるから、治療を継続するというのは間違っていると思う。病院の利益のために、効果の期待できない治療を受けるなんて、患者にとっては迷惑な話だ。リクも、このまま赤井さんが病院でリハビリテーションを受けても状態は変わらないだろうと言っていた。カンファレンスでしっかり方針を決めればよかったのに、医師は家族の希望だから入院を継続すると言っていた。機能維持、日常生活活動の可能な限りの自立をチームの目標にしているけれど、曖昧過ぎると思う。もし赤井さんの認知機能に問題がなかったら、この目標や治療内容に納得して同意するだろうか。

　ソーシャルワーカーのソウタは赤井さんの両親と面談をした。父親は、息子に最高の治療を行ってほしいと願っている。脳や筋肉に電気刺激を与える方

法、こわばった筋肉を柔らかくするためのボツリヌス療法、集中的に動かない手を使わせるCI（シーアイ）療法、ロボットを使った治療法を、インターネットで調べたそうだ。自宅からの距離や経済的なことを考えると、この病院で治療を続けてほしい、そして最良の治療を希望しているというのだ。母親は、ずいぶん疲れた様子で、父親の熱意とは対照的だった。ソウタは母親の思いを聞いた。赤井さんは、バイクで友人とツーリングに出かけたり、サーフィンを楽しんだりしていたそうだ。友人も多く、大学生活を楽しんでいたのに、今はこんな不自由な生活でかわいそうだと言った。

　ソウタは、リクやコトハから赤井さんの機能改善はあまり望めないだろうと聞いていたので、両親に住宅改修や介護体制について話をしようと思っていたが、できなかった。父親は少しでも元に戻ることを望んでいるようだし、母親は自分が介護しようと思っているようだった。ケアを提供する施設や患者会の情報など、まったく伝えることができなかった。

　母親から見せてもらった赤井さんの写真には、ハンサムで爽やかな笑顔の長身の好青年がいた。ソウタは、障害があっても、周囲の支えと整った社会制度があれば、どんな人でも幸せに暮らすことができると思っていた。突然の事故で障害者になった赤井さんと家族にとって、今必要な支えは何だろう、ソウタの心は頼りなく宙に浮いた。

　ある日、病棟で赤井さんと着替えの練習をして、サキが戻ろうとしたら、かわいらしい感じの若い子が部屋に入って来た。彼女はしばらく他の患者さんたちを見回した後、赤井さんに気がついて、急に泣き出した。泣いている彼女を見ても、赤井さんの様子に変化はない。サキの心が騒ぎ始めた。サキが「よくなっている」と思っていた赤井さんの変化は、彼女にとっては何の意味もなかったのだ。リクやコトハの言葉も蘇ってきた、「プラトー」、これ以上はよくならないという意味だ。サキは自分の信念がもろく揺らいでいくのを感じていた。

　その部屋で別の患者のケアをしていた看護師のナミも、この様子を見ていた。一人ひとりの患者に、それぞれの人生がある。その患者の周りの人たちにもそれぞれの人生がある。ナミは彼女の動揺する様子と同時に、サキの表情の

変化も感じていた。「サキは、赤井さんとしっかり向き合って、その時その時を大事に過ごしていたよね。でも別の速さで流れる時間の中で生きてる人もいるんだよ」ナミは心の中でサキに語りかけた。

　医療従事者として、ヘルスケア専門職として、他者の健康に貢献したいという志を持って、それぞれの職業に就いたものの、一生懸命、真剣に仕事をすればするほど、解決できそうもない難しい問題に気が付き、悩みが増える。自分のしたことは間違っていたのではないのか、もっとよい方法があるのではないか、自分の考えは正しいのか、自問自答しながらも立ち止まっている暇はない。このモヤモヤとした気持ちは、日々の忙しさの中で、なくなっていくかに見える。そしてまた、新しいモヤモヤが生まれる。この気持ち、答えの出ない自問自答は、心の底にたまっていき、ときどき声をあげる。
　最近、このモヤモヤを受け止めてくれる場所が見つかった。哲学カフェ「ヘンプ」。不思議な存在感を醸し出すマスターがいる。

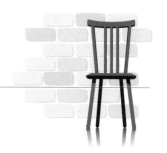

第2章
神の力

　ノアちゃんは1歳のときに脳性麻痺と診断された。医師は、正常運動と発達を促進する治療をセラピストから受けることを提案した。しかし、ノアちゃんの父親は祈りで治してみせると言い、看護師として診察に同席していたナミのほうを見た。

　ノアちゃんの父親とナミの家は近く、ナミの両親もノアちゃんの父親と同じ信仰を持っているのだ。医師は、「医学的には、早期に可能な限り頻回にセラピーを受けることが重要です。今きちんとセラピーを受けるかどうかが、ノアちゃんの将来を左右するのです」と言った。ノアちゃんの父親は、診察室を出るとき、後で相談に乗ってほしいと、ナミにささやいた。ナミは自分の家の信仰のことを、職場ではまったく話していないので、何も言わなかった。

　医師は、「ああいう家族は困るよな。子どもがかわいそうだよ」とつぶやいた。そのときナミの心には、「セラピーだって効果があるのかな」という思いがあった。脳性麻痺で小児科医になった人の自伝には、幼い頃から続けてきたリハビリの訓練が役に立たなかったと書かれていた[1]。

　ナミは、理学療法士のリクに脳性麻痺のセラピーについて聞いてみた。リクは、「やらないよりやったほうがいい」と言った。脳性麻痺の子どもは、自然に身体が変形してしまう。自分では起き上がれないので、寝たままで年月がたつと、関節が固まってしまって、椅子に座ることもできなくなる。それを聞いたナミは、ノアちゃんの関節は固まらないと思った。両親がノアちゃんを寝かせたままにしたりはしないと考えたからだ。ナミが、「脳性麻痺はセラピーで治るの」と聞くと、リクは「治るっていうより、より自由に動けるようになるってことだよ」と言った。

　ナミは、リクの言葉を思い出しながら考えた。ノアちゃんがセラピーをして得ることのできる自由って、どのくらいの自由なのだろう。身体を動かす範囲

が広がることと、自由に生きることとは違うんじゃないかな。重度な障害が
あっても、生活の仕方を変えれば、より自由に生きることができるのではない
か。自立生活をしている障害者の人たちは、身体の動きの自由よりも、環境調
整や制度によって自由に生きることができているようだ[2]。でも、ノアちゃん
の両親のいう信仰はどうなのだろう。一緒に祈ってくれって言われたらどうし
よう。あまり熱心に信仰していないナミの心は、だんだん重くなっていった。

　ナミの質問に迷いなく答えたリクだったが、心の中ではモヤモヤとした何か
が残った。脳性麻痺のリハビリは時代とともに考え方や手技が変わってきてい
るから、今何がいちばん効果があるのか、わからない。神経発達学的治療法や
ボイタ法とかいろいろな治療法があるけど、エビデンスがあるとはいえないよ
うだ[3]。音楽療法とか乗馬療法とかも行われてるようだけど、道具もないし、
馬もいないから、この病院ではできない。研修に行ったりして勉強すれば、
もっといろいろわかるだろうけど、時間もお金もない。理学療法士として、こ
れじゃあダメなのか、最新の知識とスキルで仕事しないとプロフェッショナ
ルっていえないのか、とリクの心も重くなった。

　この日の仕事帰りに、ナミはリクを誘って「ヘンプ」に寄った。

》引用文献
1）熊谷晋一郎：リハビリの夜．医学書院，2009
2）河本のぞみ：当事者に聞く　自立生活という暮らしのかたち．三輪書店，
2020
3）日本リハビリテーション医学会（監）：脳性麻痺リハビリテーションガ
イドライン　第2版．金原出版，2014
http://www.jarm.or.jp/wp-cntpnl/wp-content/uploads/2017/05/
member_publication_isbn9784307750387.pdf

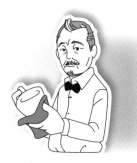

私は週末の午後だけ開店している哲学カフェ「ヘンプ」のマスター、Tetsu
です。常連さんだけでもっているようなカフェですが、コーヒーにはこだわり
がありますよ。長くドイツの大学で哲学の教員として働いてきましたが、訳
あって、今ではここで自由に気楽にカフェをやっています。ここに来るお客さ
んは皆さん悩みを抱えている人がほとんどです。で、私は、いつもそのお相手
をさせていただく、というわけです。ま、大半のお客さんは私の孫のような年
齢なので、みんな友達としゃべるように話しかけてきますが…。

1. クライエントの信仰を尊重すべきか

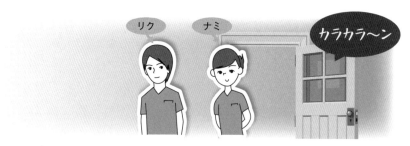

　お？　お客さんが来ましたね。常連のナミさんとリク君だ。いらっしゃいま
せ。
　「は〜。マスター、なんか疲れた。力強くて、私の悩みを吹き飛ばしてくれ
るようなコーヒーをお願いします」
　悩みを吹き飛ばせるかどうかわかりませんが、うちのキリマンジャロは深め
に焙煎していますからね。コクが豊かなのにキレも抜群なので、モヤモヤはク
リアになるかも…。

「じゃ、マスター、私はキリマンで！　リクも同じのでいいよね」

はいはい。では準備を…。

「ねぇ、マスター。突然変なこと聞くけど、神様って、いると思う？」

いるかいないかはわかりませんが、「いない」という証明は、まだ誰も成功していませんねぇ。

「ふ〜ん。でもさ、神様がいるんだったら、どうして戦争で罪のない人がむごたらしく殺されたり、何も悪いことをしていない人が感染症でたくさん死んじゃったりっていう、理不尽なことが起きるんだろう。神よ、仕事サボるなよ。みんな救えよって思っちゃうよ」

ナミさん、その考えはちょっと単純すぎるかもしれませんね。神様はわざと人類に苦難を与えて、人類がどのように対応しているのか、試しているのかもしれません。思慮深く先の先のことまで考えているのかもしれませんよ。「人間万事塞翁が馬（何が人生の幸福につながるかわからない）」と言いますが、「志望校に落ちてガッカリしたけど、第二志望の学校で将来の夫となる素敵な彼氏を見つけた」なんて、よくあるでしょう？

「私は素敵な彼氏にあんまり興味ないんだけど。う〜ん、神っていったい何なんだろ？」

そうですね。「伝統」や「風習」というのは1つの答えになるかもしれません。興味深い例をお話しましょう。ナミさんは、山登りはお好きですか。奈良県の天川村に大峰山という山があります。ここは昔から山伏の修行の場とされてきた山で、実は今でも女人禁制です。

「えっ！　信じられない。何？　ニョニンキンセイって？　女だから山に登れないって、バカバカしい」

まぁまぁ、お気持ちはわかりますが、もう少し私の話を聞いてください。その女人禁制の霊峰である大峰山に2005年11月、もともと戸籍上は男性でしたが今は「女性」として暮らすLGBTの人たちが登山を試みたんです。彼ら彼女らの主張は「私たちはもともと生物学上男性であったので、『血の不浄』はない。したがって、女人禁制の対象とはならない」というものです[1]。さて、地元の方たちはなんておっしゃったと思います？

「あ〜、『血の不浄』という言葉も気になる！　でも、面白い試みだよね。

地元の人は『山が汚れるから入らないで』って答えた？」

　ちょっと違いますね。答えは「一般常識として、女性の登山はご遠慮ください」でした。

　「そうだ、マスター！　その話を聞いて思い出した！　２年くらい前に大相撲の地方巡業が京都府舞鶴市であったとき、市長さんが土俵上での挨拶中にくも膜下出血により意識を失って倒れたのよね。そのときに相撲協会関係者の人たちが何もできなかったから、観客席にいた２人の女性看護師が『土俵に上がっていいですか』と断りを入れてから、ねぇ、マスター、いい？　『土俵に上がっていい？』って断りを入れたのよ、で、土俵に入って心臓マッサージを始めた。そうしたら、その直後、「女性の方は土俵を下りてください」という場内アナウンスがあって、直後に『女性は降りなさい』との相撲協会員の指示があったんだって[2]。看護師の人はすぐ土俵を降りたんだけど、『いったい人命救助と伝統とどっちが大事なの？』って、ムカッときたことを今思い出した！」

　ナミさんは喜怒哀楽がすぐに顔に出ますねぇ。まぁまぁ、コーヒーを煎れたので、はい、どうぞ。さて…、女性が土俵に上がれないことの理由の一つに、月経や出産などに伴う出血を「血の不浄」とみなすこと、がよくあげられます。大阪府知事だった太田房江さんは、表彰式のために土俵へ上がることを協会に８年間断られ続けたのは有名な話ですが、理由は同じです。相撲は、日本由来の武道・格闘技・スポーツとして国際的にも行われるようになってますけど、一方で今でも土俵の上で力士が組合って戦う形を取る日本古来の神事や祭りでもありますからね。神事なので「血の不浄」を忌み嫌うということなのでしょう[3]。

　「でも、マスター、だったら大峰山に登ろうとしたLGBTの人たちを拒んだ理由がわかんなくならない？」

　わからないですね、確かに。常識は「個人の価値観」に過ぎず、伝統や慣習は「その地域が昔から、『大事な価値がある』と信じてきた『常識』」なので、もともと人類全体に当てはまるものではありません。常識とは、わかりやすく言えば「個人の価値観が総体化されたものが生み出す傾向性」といったようなものですかね。

　「マスターさぁ、時々突然難しいこと言うよね。『わかりやすく』って言ったけど、全然わかんないんだけど。あ、マスター、血液型は AB 型でしょ？クールで合理的だし、知識欲も旺盛。博識で精神性も強くて出世欲もまるでない…。典型的な AB 型じゃん！」

　うーむ…。私はナミさんのそういうところがまったく理解できません。「女人禁制の大峰山に元々戸籍上男性だった『女性』が登れないのはナンセンスだ」と主張する人が、どうして「クールで合理的で知識欲が旺盛で博識で精神性が強くて出世欲がない人の血液型は AB 型だ」と言い切ってしまうのでしょうか。血液型と性格の科学的関連性は、心理学での「刷り込み」理論を除けば、ありません。私には、ナミさん、あなたも「身体が男性で心は女性の人でも大峰山には登るべきではない」ということを常識ととらえる人や、「女性が土俵に上がると血で汚れるから、女性は土俵に上がるべきではない」ということを常識ととらえる人と同様、「血液型で人の性格がわかる」ということを常識ととらえているようにしか思えません。

　「マスター、いつも私の耳に痛いこともハッキリ言ってくれるよね。あのね、守秘義務があるからハッキリ言えないけど、『祈りで病気を治そう』と言ってくる人が身近にいて、ちょっと困ってるのよね。私、どうしたらいいんだろ…。マスターだったら、どうする？」

　一概には答えられません。私がナミさんだったら、自分がその人に対してどのような立場で接しているのかを、まずいちばんに考慮します。「祈りで病気を治そう」と言ってる人は、ナミさんの友人？　彼氏？　上司？　患者さん？

　「まぁ、患者さんの親…みたいなものかな」

　であれば、私がナミさんだったら、「看護師」の立場で自分の次の行動を考えます。例えば、患者さんの親族が非科学的な迷信に基づく信念によって治療を拒否している場合、適切な情報を与えて可能な限り、その患者さんの親族の方を必死で説得するでしょう。もちろん、あくまで、「説得」に努めますが…。信仰を頭ごなしに否定すると、多くの場合、コミュニケーション手段そのものを失うことにつながり、説得の可能性をゼロにしてしまいます。そうなったら、元も子もないですからね。

　「そっか。少し、マスターからヒントをもらったかな。まずはいろいろな情

報を整理して父親に伝えてみようかな」

　何が正しくて何が正しくないのか、何が正しそうに印象づけられて何が間違っているように印象づけられているのか、こうしたことを判断するための一つの判断材料として、科学的根拠は有効です。もちろん、科学的根拠に基づく正当性を模倣した、巧みな主張にも警戒することが必要ですけどね。

2. 知れば知るほどわからなくなっていくのはなぜ？

　と…、ここまでずっと黙ってチョビチョビとキリマンジャロを飲んでいたリク君が、話しかけてきました。

　「マスターさぁ、今ナミに科学的根拠の大切さについて話してましたけど、仕事の知識とかスキルって、どんどん新しくなって、経験より数値が重視されていく傾向が強いと思うんだけど、科学的な理論って、常に本当に正しいんですかね？」

　確かにそうですねぇ。正しくないかもしれません。例えば1910年代には、医学者で細菌学者でもあった野口英世によるポリオの病原体発見も狂犬病の病原体発見も「科学的事実」でしたが、電子顕微鏡によってこれらの病原体はウイルスであったことが明らかになり、「誤り」となりました。

　「そうすると『絶対正しいものなどない』と考えたほうが、安全ですよね。仕事の話になるけど、リハビリの効果的な方法って、いろんな理論を知れば知るほどわからなくなってきたんです。学校にいたときは、こんなことなかったのにな…」

　「安全」とは、リク君らしい表現ですね。「知れば知るほどわからなくなる」というのは、われわれ哲学者の間では「常識」ですよ（「常識」という言葉に力を込めて、ナミのほうを見つめた。ナミは「え？　何？」という表情をして肩をすくめた）。比較対象が増えれば増えるほど、人は誰でも本質を理解することが難しくなります。

　「面白くなってきた。マスター、もう一杯お代わりもらってもいいです

か？」

　もちろん。今度は、うちのブレンドですが、サービスしておきますよ。では、ちょっとした実験をしましょう。リク君にとって、5,000 円って、大金ですか？

　「そうですね〜、大金だと思う。だって、5,000 円あれば、ここのキリマンが 10 杯も飲めますからね」

　うちのキリマンジャロは原価率 90％で皆さんに提供させていただいてますからね。利益は 1 杯 50 円しかなく、ほとんど儲けはありませんよ。あらあら、リク君のせいで話がそれました。

　「すいません。駅前の喫茶店のキリマンは一杯 700 円なので、『ヘンプ』のキリマンは十分安いです…」

　話を元に戻しますね。では、リク君、リク君の部屋の本棚が昨日壊れてしまったのでホームセンターに本棚を買いに行こうとしていると仮定してください。自宅から歩いて 5 分の所にある A というホームセンターでは 7,000 円で売られている本棚が、車で 40 分ほどの所にある B というホームセンターでは 2,000 円で売られていることがわかったとします。本棚を購入しようとしているリク君は、どちらのホームセンターで買いますか。

　「そりゃあ、もちろん B で買いますよ。だって 5,000 円ですよ、5,000 円。5,000 円あれば、ここのキリマン…」（ナミに睨まれ、リクは急いで口を閉じる）

　そうですよね。ナミさんはどうですか？　（「私も B で買う」とナミが答える）お二人のようにほとんどの人は B に行って購入するのではないでしょうか。

　（うなずく二人）

　では、リク君、今度はあなたが車の購入を考えていると仮定してください。お目当ての車は自宅から歩いて 5 分の所にある A という自動車販売会社では 124 万 9 千円で、また車で 40 分ほどの所にある B という自動車販売会社では 124 万 4 千円で販売されていたとしましょう。どちらで買います？

　「そりゃあ、もちろん A で買いますよ。歩いて 5 分ですからね」

　そうですね。ナミさんも同じ意見ですね？（ナミがうなずく）リク君、もう一度お尋ねします。リク君にとって、5,000 円は大金ですか？

「う～ん。大金になるときもあれば、そうじゃないときもあるかな。例えば、1,000万円台のものを比較するときは5,000円はほとんど大した額じゃないですけど、10,000円台のものを比較するときは、5,000円の差は結構大きいので」[4]

リク君、これがリク君の質問に対する私の答えです。「リハビリの効果的な方法は知れば知るほどわからなくなる」とおっしゃいましたね。当然です。人は比較することで「高価である」「安い」「お買い得」「価値がある」「意味がある」、それどころか「幸せである」とまで感じる傾向があるようなので。比較を始めると、多くのことは本来の基準からずれていくと私は思っています。

3. 新しい考えはどのようにして生み出されるのか

そこへ、再びナミさんが話に加わってきました。

「ねえねえ、マスター。最初にリクが『仕事の知識やスキルがどんどん新しくなってきて』って言ったけど、『新しくなる』って、いったいどういうこと？」

おや？　ナミさん、しゃべり方にちょっと「チコちゃん」が入ってきてませんか？　あ、まぁ、それはいいとして…。新しい物は、従来の物とはまったく異なる発想のもとで生まれると思っていませんか？

「そりゃ、そうでしょ。異なる発想のもとで生まれなければ、そもそも新しくないじゃん。ケータイの進化だって、『電話にカメラを搭載』『パソコンを小型化』っていう、これまでにない、新しい発想があって生み出されたものじゃない？」

確かに、そうですね。では、新しいものを生み出すにはどうすればいいのでしょう？

「まったく違う発想をする？　違う分野の知識を取り入れる？」

あー、いい所を突いてきましたね。哲学では「真逆の物・反対意見を取り込む」[5]です。

「私が言いたかったこととちょっと違うんだけど…」

いや、路線は同じです。わかりやすい例をあげましょう。例えば、昔は欲し

い物を手に入れるためには物々交換が基本でした。しかし、「物々交換だと、魚しか持っていない漁師の私が野菜を欲しい場合、肉が欲しい野菜売りからは買うことができない。物々交換は不便だ」という「物々交換を否定」する考えがあって初めて、「市場で物を交換することの良さ」と「市場で物同士を交換することの不便さ（短所）の克服」を両立させた「お金（貨幣）」が貝殻や石などを用いて作られたのです。

　「えっ？　昔は石がお金だったの？」

　そう、オセアニアのパラオでは 150 年ほど前まで使われていたと言われています。で、話を元に戻すと、貝殻や石のお金のおかげで人々は自分が何を持っているかにかかわらず、欲しい物を買えるようになりましたが、「お金」の材質自体に問題が発生しました。貝は使っているうちにすぐ割れてしまいますし、石はかなり重くて持ち運びに不便ですよね。

　「石を運ばせるって、罰ゲームじゃん…」

　そこで今度はお金の「自分が何を持っているかにかかわらず欲しい物を手に入れられることの良さ」と「貝殻や石のお金だとすぐ壊れるし重くて不便だ」という「貝殻や石のお金の良さを否定」する考えがあって初めて、金属で人工的に作った小さな貨幣が生み出されることになったのです。

　「マスターの言っていることがわかってきた！　お金がどんどん進歩した最先端が現代だとすると…。貨幣の良さは長い間否定されてこなかったけど、『持ち運びの際かさばる』という現状否定からクレジットカードが誕生したって言いたいんでしょ。そして、今ではそのクレジットカードさえ『持ち運びが面倒』という現状否定のうえに、オンライン決済が主流となってきている！」

　そのとおりです。ネット上のオンライン決済は「欲しい物を手に入れる」ために人間が数千年の歴史の中で考えてきたことの、無数の「良さ」と「悪さ」の融合の最先端の状態、と言えます。

　「そっか…。あと 50 年もすれば、誰もお金なんて使わなくなりそうよね」

　最初のナミさんの疑問に答えると、よりよいものや考えを生み出そうとする意思の中で生まれてくる新しいものは、例外なく現状を否定する考えの上に成り立っています。ナミさん、あなたの職場には、ナミさんの耳に痛いことを言ってくれる人はいますか。

「結構いるよ。小姑みたいに、若手がやろうとしていることをすぐ否定する『お局様』がいっぱいいる！」

　あ、それは幸せなことですね。考えに行き詰まり、新しいアイデアが出なくなり、退化していく…というのが嫌なら、自分の周りに、「自分の耳に痛いことを言ってくれる人」を置いておく必要があります。チームを常に活性化させておきたいのであれば、なかなか一つの意見にまとまらない、多様な立場で多彩なことを言えるメンバーが集まれる環境を維持しておくことです。メンバーが画一化された組織からは、新しい考えは決して生み出されることはないでしょう。

「あんまり、感謝したくないけどね。でも、リクは結構ズバズバと私のダメなところを言ってくれるから。リク、ちょっとだけ感謝してるよ」

（リク、無反応で、「マスター、ごちそうさま。ナミの分も一緒に置いておきます」とレジにお金を置いて出ていく）

「あ、リク、待って〜。マスター、ごちそうさま！」

はい、どういたしまして。今日も来てくださってありがとうございました！

≫ 引用文献 ·····································

1) 朝日新聞大阪本社版 2005 年 11 月 4 日付朝刊
2) 産経新聞ニュース 2018.4.23「土俵は女人禁制，緊急時も思わず伝統重視…相撲協会が問われる社会とずれた教条主義」
　https://www.sankei.com/west/news/180423/wst1804230002-n1.html
3) 朝日新聞デジタル 2018.4.12「「女人禁制」そもそもどうして生まれた？宗教的に考えた」
　https://www.asahi.com/articles/ASL4B72J3L4BUCVL024.html
4) ダン・アリエリー（著），熊谷淳子（訳）：予想どおりに不合理：行動経済学が明かす「あなたがそれを選ぶわけ」．早川書房，2008，p47
5) 「弁証法」と呼ばれている考え方です．ある事柄（正）があると，それに対立・矛盾する事柄（反）が内部から現れ，この正と反が保存されつつ，より高い次元の「合」にまとめられるという考え方です——テオーリア最新倫理資料集 新版二訂．第一学習社，2019，p200

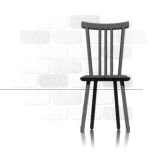

第3章
帰る場所がない

　ナミは、看護師の仕事に憧れて、看護師になった。責任とやりがいのあるよい仕事だと思っている。でも、医師やセラピストは「先生」と呼ばれるのに、看護師は「先生」じゃない。ナミは有能な看護師であろうと努力しているし、優秀な先輩も知っている。それなのに、患者やスタッフは、看護師は「美人でやさしいのが一番」だと思っているようだ。「やさしい」は、受け入れられるが「美人」が付いてくることに、なんだかムッとしてしまう。

　ナミは、45歳の青山さんを担当している。青山さんには、会社員の夫、高校生の娘、大学生の息子がいる。青山さんは結婚してから専業主婦として家族の世話をしてきた。脳卒中になり、左手足が不自由になり、車いすを使って移動している。理学療法を担当しているリクは、本人がもっとやる気を出してくれれば、もっと機能回復が期待できると言っていた。ナミは、青山さんの入院を機会に、家族が家事を分担するようになったらいいなと思ったが、近所に住む夫の母親がすべての家事を行っているそうだ。青山さんは、「私はただの家政婦だから。あの人たちは家事をする人間が必要なだけなのよ」と言う。ナミは、青山さんを励まそうとして「そんなことないです。家族には母親が必要ですよ」と言ったが、青山さんは寂しそうな笑みを見せた。

　青山さんをかわいそうだと思う。どうして家族はもっと青山さんにやさしくしてあげないの。青山さんは今までずっと家族のために働いてきたのに、青山さんが病気になったのは青山さんのせいじゃないのに。「運動もしないで、塩辛い物が好きだったから」とか言ってる場合じゃないでしょ。主婦はたいへんなんだから。「もう、前のお母さんとは違うみたいで」とか言って、見舞いにも来ないなんて、子どもたちもひどい。なんだか、むしゃくしゃして泣けてくる。青山さんが、何か悪いことした？　家族のために家事やって、今だって家族のことを思って負担になりたくないなんて言ってる。

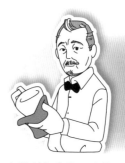

　私はあまり他人の価値観に影響されないタイプの人間だと自分では思っています。店には出していない「裏メニュー」に、いや、ご要望のお客さんから代金をいただいたことはないので、「趣味でやっているメニュー」とでも呼んでおきましょうかね…、その「趣味メニュー」に「ブランデーコーヒー」があります。コーヒーにブランデーを入れるのではありません。わかりやすく言うと、コーヒー豆を挽いた直後の粉をガラス瓶などの密閉容器に入れ、それがヒタヒタになるくらいまでブランデーを注ぎ、密封して寝かせるのです。十年以上の熟成の期間を経たら、いよいよ開封です。ティースプーン 1 杯ちょっと分を大きめのカップに入れて、半分ほどお湯を注ぎ、粉が沈むまで待ちます。落ち着いたら上澄みだけをソッといただくのですが…。これがもう何とも言えない、皆さんが経験したことのない至福の時間を味わえます。私の経験ではブランデーコーヒーをおいしく作るコツは 2 つありますね。1 つめはできるだけ長い時間寝かせること、今手元にあるこの瓶は 2003 年 6 月 30 日に密封したものです。もう一つは、カフェのマスターにはふさわしくない発言かもしれませんが、コーヒー豆は 3 流でも、ブランデーは超一流のものを使うことです。この 2003 年 6 月に詰めた瓶の中に入っているブランデーは「レミーマルタン・ルイ 13 世」です。銀座のクラブだと 1 本 100 万円くらいとのことで、私は「マスターはこんなことにブランデーを使って、頭がおかしいのじゃないか！」と友人に非難されたことがありますが、私にとってはこれが最高級の飲み方。文句を言われる筋合いはありません。さて、今日はもう日も暮れましたし、店を閉めましょうか…。おっと、お客さんがいらしたようですね…。

1. 他者に関する自分の推測を「事実」にすり替える傾向

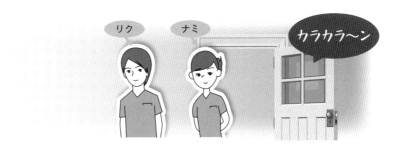

　ナミさんとリク君じゃないですか。いらっしゃいませ。おや？　ナミさん、珍しく少し酔っていらっしゃるようですね。どうなさいましたか？

　「マスター、ごめんねぇ。お店閉めるところだったかしら？　今日は結婚式が・え・り！　もちろん私のじゃないわよ。後輩のね。リクと一緒に参加してきた！」

　それは、それはおめでたいことですね。私からもナミさんの後輩の方に心から「おめでとうございます。お幸せに」と申し上げたいです。

　「新郎、カッコよかったなぁ…。あんな男がいたら、すぐに私も、とはならないわね。あいつ、顔はイケメンだったけど、頭の中は明治時代だからさ、ダメだよ」

　…。リク君、ナミさんは、どうしちゃったんですか？

　（リクが「まぁ、聞いてやってくださいよ。帰り際に『マスターのところに寄って、「どうしてもぶちまけたい」って言って、聞かなかったので。すみません』と言う）

　「あのさ、マスター。『おめでとうございます。お幸せに』とか軽々しく言ったけどさぁ。何それ？　女の幸せは結婚でしか得られないってこと???」

　さて…、今日は何をお飲みになりますか？　どうですか、ナミさん。少しアルコールが入っているようなので、ついでに、と言っては何ですが、17年もののブランデーコーヒーはいかがです？　これは私の趣味で作っているコーヒーなので、お代は要りません。

「ゴメンねぇ、マスター。私、ちょっと酔っ払っちゃったかも。でも飲みた〜い」

では、リク君にも同じものをお作りしますね。

（リク、「ありがとうございます！」）

私は、女性は結婚しなければ幸せになれないとは思っていません。「幸せはなるもんじゃなく、感じるものだ」と歌っていたのは、確か長渕剛さんでしたかね…。

「ナガブチ、誰、それ？」

（リクが「剛が『Captain of the Ship』で歌っていましたよね」と言ってニヤッと笑う）

「マスターさぁ、結婚したサッちゃん、私よりもずっとずっと優秀な看護師だったんだよ。美人で愛想もよかったし、でも何よりも誰にでも同じように接するところとか、すごい尊敬してた。でもさ、結婚した医者の彼氏、『結婚するなら仕事辞めて家庭に入ってくれ』って言ったんだって。今『令和』の時代だよ。明治や大正じゃないんだよ。で、サッちゃん、ホントに仕事辞めちゃった…」

でも、ご本人が望んだ生き方であれば、尊重してあげたほうがいいかもしれませんね。

「本人が望んだからって…。あのダンナは、家事をする人間が必要なだけなのよ‼」

ナミさんにしては珍しく、あまり論理的な話ではありませんね。ナミさんの個人的な印象を「事実」として拡大解釈していませんか…？

「サッちゃんさぁ、このまま家庭に入って、ダンナのお母さんの面倒を見て、家族にこき使われて、そのうち脳卒中になって前みたいに動けなくなって…。でも、きっと子どもたちも見舞いになんか来ないのよ。『もう、前のお母さんとは違うから！』とか、訳わかんないこと言って…。サッちゃん、何か悪いことした？　家族のために家事やって、今までずっと家族のために働いてきたのに…」（と言って泣く）

（小さな声で）リク君、いったい何が起こったのでしょう…？

（リクが答える。「ナミが今担当している患者さんが、まさしく今ナミが

言ったように専業主婦として家族のために尽くしてきたんですが、脳卒中で左半身が不自由になっているにもかかわらず、家族から冷たい扱いを受けているって、ナミは感じているんですよ。僕は、ちょっと違う見方で、患者さん本人にも問題があると思ってるんですけど」)

　なるほど…。ナミさん、新婦さんのサッちゃんさん？　は、結婚を機に看護師を辞めることをご自身で決めたんでしょうか？

　「自分から辞めるはずないじゃない！　あんなに『看護師は天職だ』って言ってたのに」

　ということは、「サッちゃんさんが仕事を続けたいのに辞めた」というのは、ナミさんの推測ですね。

　「あ〜、マスター、このブランデーコーヒー、ほんっとにいい香りだけど、ちょっと酔いが回るかな」

　ナミさん、17年ものなので、アルコール度数はかなり下がっています。心配はいりませんよ。

　「そっか…。もしかするとマスターの言うとおりなのかな。サッちゃん、仕事辞めて後悔もしてないし、幸せなのかな…？」

　それはわかりません。でも、他者の気持ちを考えるとき、「自分の推測や希望＝他者の本心」と捉えてしまう傾向が私たちにあることには、気づいておいたほうがいいですね。

　「うん…」

　ナミさんは数学はお得意ですか？

　「嫌いじゃなかったよ、特に幾何学は楽しく勉強できた」

　幾何学ですか？　ナミさんはサッカーをやったら、うまくスペースを作れる頭脳的な選手になれるかもしれません。話がそれました。記号論理学という、数学と哲学の両方の分野にまたがる学問があるのですが、ご存じですか？

　「論理学って、あのベン図が出てくるやつ？」

　素晴らしい、よく覚えていらっしゃいますね。ま、同じ系統ですね、ベン図は使いませんが…。その論理学を用いて、さっきのサッちゃんさんの話をしてみましょう。

　「私は半分酔ってるから、優しくわかりやすく説明してね」

　はいはい。「サッちゃんは優秀な看護師であり、看護師を辞めた」は、「サッちゃんは優秀な看護師である：P」「サッちゃんは看護師を辞めた：Q」と置くと、「P∧Q（PかつQ）」いう論理式で表されます。では、「サッちゃんは優秀な看護師のくせに、看護師を辞めた」はどのような論理式で表されると思いますか。

　「うーん。答えは…、わかるわけないじゃない。何も教わってないんだから！」

　失礼しました。では質問の仕方を変えましょう。「サッちゃんは優秀な看護師のくせに、看護師を辞めた」の論理式は、「サッちゃんは優秀な看護師であり、看護師を辞めた」の論理式と同じですか、それとも違いますか？

　「違うでしょ。だって、『くせに』だよ。悪意がにじんでいるよ、サッちゃんに対する…」

　そうですよね。多くの人はナミさんのように答えます、でも実は答えは「P∧Q（PかつQ）」であり、「サッちゃんは優秀な看護師であり、看護師を辞めた」を表す論理式と同じになります。理由は「P∧Q（PかつQ）」という論理式から引き出せる客観的な情報は、「サッちゃんは優秀な看護師である」ということと「サッちゃんは看護師を辞めた」ということの２つであり、それ以上でも以下でもないと考えるからです。

　「いや…、でも、やっぱり違うよ。私は実は幼稚園のときまで奈良県に住んでたんだけど、例えば『あなたは奈良県出身であり、仏像には興味がないのですね』と言われたら、別に特に何の感情の変化もなく『はい/いいえ』と答えられると思う。でも『あなたは奈良県出身であるにもかかわらず、仏像には興味がないのですね』と言われると、なんかさ～、非難されているようなニュアンス感じるのが普通じゃない？　まして『あなたは奈良県出身のくせに、仏像には興味がないのですね』とでも言われようものなら、『奈良県出身者は全員仏像に興味を持ってへんとアカンのか？　そんなん、めっちゃ余計なお世話やで～』と反論の一つも言いたくなるんちゃう？」

　う～ん、ナミさんの関西弁は、ちょっと心がざわつきます。お差し支えなければ、普通に話していただけませんか。「ちゃう」とか言われると、「ちゃうちゃう、ちゃうねん」とか言いたくなってしまいます。

「はい…」

そう、確かにナミさんの言うとおり、「かつ」は明らかに中立的な意味しか持たないのに対して、「にもかかわらず」とか「のくせに」は随分と個人的な勝手な思いが入った表現です。でも、記号論理学では、「かつ」も「にもかかわらず」も「くせに」もすべて「∧（かつ）」で表します。偏見はあくまで話者（話し手）に伴うもので、得られる情報については客観的なものだけにしか注目しません。

「あれ？　マスター、なんでこんな話になったんだっけ？」

他人の気持ちを考えるとき、「自分の推測や希望＝他者の本心」と捉えてしまう傾向が私たちにあることには、気づいておいたほうがいい、ということの例として、記号論理学の話をしたのです。自分の気持ちが混じることで、ナミさんの関西弁を聞いたときのように、あ、失礼…、心がゾワゾワッとすることがあります。そういうときは「事象」、出来事のことですね、だけに注目することです。

「つまり、えっと、『サッちゃんは優秀な看護師である』と『サッちゃんは看護師を辞めた』の２つだけしか考えないっていうこと？」

そのとおりです。この考え方は、自分に向けられた言われのない非難を正面から受けないための方法として使えます。「キミは学者のくせに、そんなことも知らないのか」と言われたとき、その言葉に含まれる客観的な情報は「私は学者である」「私はそれを知らない」の２点のみです。知らなければ勉強して知ればよいだけの話です。「あなたは看護師なのに、そんなこともできないの？」と言われたとき、その言葉に含まれる客観的な情報は「私は看護師である」「私はそれができない」の２点のみです。できなければ、できるように工夫するか、できる人の手を借りるか、できない方法に替わる別の方法を探せばよいだけです。ただそれだけです。

「そうか…。（一人でブツブツと）ということは、『青山さんが入院しているにもかかわらず、家族は家事を分担しない』ではなく、『青山さんは入院している』そして『家族は家事を分担していない』か…。『青山さんは今までずっと家族のために働いてきたにもかかわらず、家族は見舞いにも来ない』ではなく、『青山さんは今までずっと家族のために働いてきた』そして『家族は見舞

いに来ない』と考えろ、っていうことかぁ。うーん」

　何か納得がいかないところがありますか？

　「いや、納得いかない、とかそういうことじゃないんだけど。なんか、やるせない思いで、酔いも冷めちゃったよ」

　それは、申し訳ないです。

2. 「言葉」が語ることと「身体」が語ること

　「ねぇ、マスター？　話は変わるようで、私の中では変わっていないんだけど、人の本心って、どうやったら見分けられるのかな？」

　おや、また、それはいったい…？

　「『良妻賢母』をもう文字どおりに体現したような人がいるんだけど、病気で車いす生活になっちゃったの。で、その人が『私はただの家政婦だから』って。別に家政婦さんを下に見るとか、そういう意図はないと思う。たぶん『私はもう、母親でも妻でもなく、掃除と洗濯と食事作りをすることだけを期待された存在にすぎない』っていう意味だと思うんだよね。でも、それって、本心なのかなぁ？」

　その方はどのような様子でそのようにおっしゃったのですか？

　「車いすに座ったまま、ちょっとうつむき加減で、唇をかんでた…」

　他には？

　「そうねぇ、んー、手をギュッと固く組んでたかな。ちょっとワナワナと震えてたかも」

　で、ナミさんは、どのようにお感じになったのですか？

　「自暴自棄？　あれ、なんていうの、こういうときって…、自虐？　投げやり？」

　なるほど。つまり、「本心ではない」と…。私もナミさんの「直感」に同感です。「身体」はウソをつきませんからね。

　「身体がウソをつく？」

　いつものように、ちょっと例を使いましょうか。ナミさん、ナミさんはとても親密な関係にある恋人と一緒に夕食を取るため、17 時に駅前の噴水がある場

所で待ち合わせをしているとしましょう。約束の時間より10分ほど早めに待ち合わせの場所に着いたナミさんは、スマホをいじったりしながら恋人が来るのを待ちます。しかし、20分経っても30分経っても相手は来ません。心配になって相手のスマホに連絡しましたが、返事はありません。

　「私は、実はこう見えて、『待つのは平気な女』だよ。でも、相手のことが心配になるのは間違いないけど」

　私も同じ立場なら相手のことが心配になると思います。さて、時間はどんどん過ぎていき、1時間ほど経過した頃、やっと恋人がにこやかな笑顔で現れました。そして、ナミさんの表情を見て異変を感じたのか「どうしたの？　機嫌悪い？」と尋ねてきました。相手が待ち合わせ時間を勘違いしたのか、ナミさん自身が間違えたのか「いや、機嫌悪いことはないけど、18時に待ち合わせだったっけ？」と尋ねる場面をリアルに想像してみてください。

　「1時間待たされて、一切連絡なし？　開口一番『ふざけんなっ』は、私はないかな。こう見えても意外と心は広いんで」

　おや、それは、失礼かもしれませんが、意外ですね〜。でもナミさんがよほど寛大な心を持つ人でない限り、「いや、機嫌悪いことはないけど…」と言っている声は普段よりうわずり、微妙に震え、表情は明らかに作り笑いとわかるほど強ばっていて、右手の中指は自分の太ももをタタタッと激しく叩き続けている、という状況が起こりそうですね。

　「マスター、人のことをよく観察してるよねっ。私は、リクの話が煮え切らなくてイライラするとき、右手の中指で机をタッタッタッタッって無意識のうちに叩いてたりする！」

　そうなんです。私たちは、多少のトレーニングを積めば、それほど苦労せずに言葉ではウソをつけるようになります。論理的にいろいろなことを考えてつじつまがあうようにウソをつくのはもちろん難しいのですが、ここで言っているのは、その場をだまし通せるウソの発言です。しかし、身体の動きを偽ることは至難の技です。ほぼ不可能と言ってもよいかもしれません。

　「それは、確かに言えてるかも…」

　例えば、俳優でなくても、好きな相手を前にして「あなたのことは嫌いです」とそれっぽく言うことは、ちょっと練習すればできるでしょう。でも大好

きな相手を前にして、「泣きたくなるほど嫌いです」と言って、本当に大粒の
涙を流せるようになるには、それなりのトレーニングが必要になります。ある
いは、大好きな人を前にして、顔が赤くなったり、耳が火照ったり、心臓の鼓
動が早くなったりすることを止めるのは、プロの俳優でも難しいでしょう。ウ
ソを追及されても、まったく顔色も変わらず、汗もかかず、脈拍も変わらない
のは、厳しい訓練を耐え抜いた諜報機関のトップレベルのスパイくらいではな
いでしょうか。

　「そう考えると、ポーカーフェイスを保てる賭博師とか、すごいよね」

　賭博をする人もそうですが…、例えばマジシャンやスポーツのレフェリーな
どもすごいかもしれませんよ。お客さんに「仕掛け」を見破られそうになった
ら二流のマジシャンは顔に動揺が出てしまいますね。レフェリーもミスジャッ
ジしたときに動揺が態度に表れたら、選手につけ込まれてしまうこともありま
すからね。

　「そういえば、マスターもほとんど表情変えないよね。何考えているのかわ
からないって、相手に思わせることに成功してる！」

　それは、ありがとうございます。ん？　褒められてます？　まぁ、いいで
す。私たちの本性や本音は身体の動きに現れます。言葉ではいくらでもウソを
つけますが、身体はそう簡単にはウソをつけません。振込詐欺で簡単にだまさ
れるのは「言葉」による情報だけを頼ってしまうからです。誰かと重要な約束
を交わしたり、ちゃんと謝ったり、きちんと自分の気持ちを伝えたりするとき
は、相手の身体を目の前に置いて、相手の眼を見ながら話す場を設定すること
をお勧めします。それから、人の本心を知りたいときは、言葉ではなく身体に
現れる「表現」をよく見極めたほうがよいですね。先ほど、ナミさんが言及さ
れた方のように、人が本心を語るとき、一般的には「唇を噛んで、手をギュッ
と固く組み、ワナワナと身体を震わせること」はあり得ませんので。

　（ナミは、「『私はただの家政婦だから』が青山さんの本心でないとした
ら…。そういえば『家族の負担になりたくない』とも言ってたし…。それに
『家族が見舞いに来ない』のは事実だけど、その家族も『もう、前のお母さん
とは違うみたいで』と現状を受け入れられずにいるのだとしたら…」とあれこ
れ思いを巡らせているうちに、うとうとしてきました）

3.　他人の「やる気」は引き出せるか

　（黙ってマスターとナミの話を聞いていた、リクがボソッと話しかけてきました）

　「ブランデーコーヒー、堪能させていただきました。生まれて初めて飲む味です。ところで、マスター、やる気のない人にやる気を出させるよい方法って、ご存じですか？」

　まずはブランデーコーヒーを褒めてくださってありがとうございます。でもリク君のように褒めてくれる人は少ないですよ。多くの人は、私に数十万円もするブランデーをこんなコーヒーに入れるなんて、頭がおかしいんじゃないか、と言います。実際、多くの人に言われました。

　「僕はそうは思わないですけどね。高級ブランデーもコーヒー豆もマスターのものなので、それをどう使おうが、他人からは愚かに見えても、まったくマスターの自由だと思いますけどね」

　さすが、リク君。私は食べたことがないんですが、イタリアにカース・マルツゥという、生きたウジ虫が入った発酵チーズがあります。食べるときにウジ虫が跳ねて目に入ってしまい危険だということで、眼鏡をかけて食べる人もいるそうですよ。刺激がある、グチャグチャ、ドロドロのもので、健康を害する人もいるらしいです。リク君、私がこのチーズをリク君に「おいしいから食べてみて」と薦めたら、食べますか？

　「いや…。僕は、ちょっとお断りします。でも、もしこのチーズがマスターの好物で、マスターが食べることに関しては、別に何とも思いません」

　そうですよね、そこが重要なポイントです。ウジ虫入りチーズを食べることを「愚か」だというつもりはまったくありませんが、人間には、「善悪が判断できる年齢以上で、他人に迷惑をかけない限り、愚かだと思われることでもやれる権利」があります。喫煙や過度の飲酒、あるいは私にはそういう趣味はありませんが、SMが好きでムチで打たれるのが好きな人がいたとしても、私たちが文句を言う権利はありません。「愚行権」とも言います。カース・マルツゥを食べるのも、さまざまな害が生じる可能性があることを納得しているな

ら、それは愚行権の行使の一種です。

「それは、僕も納得します。シロウオを生きたまま食べる『踊り喰い』は西洋の人から見ると『愚かなこと』に見えるかもしれませんし、朝鮮半島で犬を食べる慣習も西洋文化になじんだ人から見れば、『愚かなこと』に見えるかもしれませんが、当事者からすれば『放っておいてくれ。余計なお世話だ。あなたには愚かなことに見えても、自分は食事を楽しんでいるんだ』って言いたくなりますからね」

英語圏には「馬を水辺に連れて行くことはできても、水を飲ませることはできない」ということわざがあります。リク君、人にやる気を出させる方法は、私はないと思います。そもそも「もっとやる気を出せばよくなるのになぁ」とリク君が誰かに対して思ったとしても、人には「やる気を出さずに悪くなることにつながる行為をする」権利があります。末期の肺がんになっても、最後の一服を楽しんで味わおうという人もいますよね。人がやる気を出せるかもしれない環境を作ることはできるかもしれませんが、できるのはそこまでです。その環境を利用してやる気を出すかどうかは、本人次第です。

「そっか…。自分ができるのは、やる気を出させるように直接的なアクションを起こすよりも、本人がやる気を起こすような環境作りか…。」

（リクは「まずは本人の気持ちに寄り添ってみようかな。せっつくんじゃなくて、散歩がてら病院の敷地内の眺めのよいところに車いすで移動したり、喫茶コーナーに行ってみて、気分転換してみるか。もしかしたら本音をしゃべってくれるかもしれない」と考えた）

「深いなぁ。マスター、いいヒントになりました。ありがとうございます。あっっ！　ナミ、寝てる〜！」

大丈夫ですよ。さっき、こっそりタクシーを呼んでおきましたから。お、来ました、来ました。リク君、ナミさんを送っていってあげてくださいね。またお越しください。ありがとうございました。

第4章
言葉が不自由なだけなのに

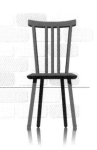

　70歳の緑川さんは、定年退職をした直後に脳卒中になり失語症が残った。入院中からずっと言語療法を続けている。手足に麻痺はなく、走ることはできないけれど、杖がなくても歩行はできる。緑川さんは、とても優秀な人で、退職前は会社でも高い役職に就いていたそうだ。現在は失語症のために、話を聞いて理解することが難しく、話すときも言葉が出てこなかったり、言い間違いがあったりする。緑川さんは話しかけられると理解しようと努力するために、少し時間をおいてから聞き返したり、理解できない表情をしたりする。緑川さんが聞き返すと、「別にいいです」とか「大丈夫」と言って、もう話すのを止めてしまう人もいる。家族も知人も緑川さんと話すのを面倒に思っているようだ。緑川さんの口癖は、「ばかになった」。

　コトハは、さまざまな年齢の言語障害の患者を担当している。頭部外傷の赤井さんと違って、緑川さんには精神機能の低下がないから、コミュニケーション手段さえ確保できれば、生活上の活動制限はかなり縮小できるはずだ。それなのに、世の中の人たちは、失語症などの高次脳機能障害に対する理解が乏しくて、コミュニケーションをとることができない。それどころか、緑川さんが自分はばかになったと感じるような態度をとっているのだ。支援すべき人たちが、精神的苦痛を与え、生活機能障害を拡大している。コトハは無性に腹が立った。コトハが言語聴覚士になると決めたのは、高校生のときだった。先生に勧められて、何となく参加した人権セミナーで、人間は基本的に自由であるべきだという考えに大いに納得したのだった。でもこんな当たり前のことが守られていない世界があることも知った。言語聴覚士は人間が自由であるために重要なコミュニケーション能力に関わる仕事だと思っている。自分の考えを伝えることで、自由が実現すると考えている。

30

コトハが、緑川さんのことをソーシャルワーカーのソウタに相談すると、失語症の会があるから、緑川さんと奥さんに参加してもらったらどうかと提案された。ソウタは、「行かないかもしれないけど」と付け加えた。

ソウタがソーシャルワーカーになろうと思ったのは、小学生のときの授業で、世界の貧富の差や差別を知ったときだった。自分と同じ年齢の子どもが、学校にも行けず働かされていたり、先進国だったらすぐに治る病気で死んでしまったりということを知り、何とも言えず悲しかった。同じ地球に住んでいるのだから、みんなが富を分け合い、仲良く暮らすことができる社会をつくりたい。ソーシャルワーカーは、微力ながら、そんな理想社会に少しでも近づこうとする職業だと思っている。

ソウタは、コトハに緑川さん夫妻は失語症の会に行かないかもしれないと言ったことを思い出していた。コトハの提案を、緑川さん夫妻が拒否したとき、コトハががっかりするかもしれないから、前もってそういうこともあると言っておいたほうがよいと考えたのだ。ソウタ自身も、障害者団体のメリットとデメリットの両方を感じていた。同病相憐れむということが、ソウタが目指すインクルージョンと両立するのだろうか。同病者が集まって他者を排除する構図は、健常者が障害者を排除する構図と似ている気がする。「みんなちがって、みんないい」。ソウタの心に、金子みすゞの詩の一節が浮かんだ。

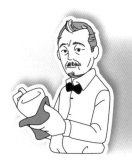

私はコーヒーの価値は「香味」にあると思っています。もちろん、「見た目」も大事ですが、カップやソーサーなどである程度カバーできますからね。でも「香り」と「味わい」は、豆の個性と焙煎師の技術にかかっていると思うのです。基本的には、私はある程度の豆であれば、どんな種類のものであってもそ

れなりの香味が出せるように焙煎して抽出できる技術は持っているつもりです。でも実は私の技術など、香り高く味わい深いコーヒーを煎れるのに大して役には立たないんですね。なぜなら、よい香味を出すための要素が100あるとすると、焙煎や抽出の技術の重要さは30%程度に過ぎないからです。実は残りの70%は生豆の生産と流通にあると言われています[1]。つまり、おいしいコーヒーを煎れるためには、自分自身の技術を常に磨き続ける必要がありますが、同時に良質の豆を作れる生産者の保護と、適切な流通経路の確保をしなければなりません。でも大変残念ながら、「コーヒー業界」では長い間、生産者が不当に搾取される状況が続いてきました。例えば、キリマンジャロ1杯の価格が500円とすると、タンザニアの生産者の取り分は2円程度です[2]。これでは、あまりにもアンフェアですね…。

　お？　お客さんがいらっしゃいました。

1. あるものが「それ自体」であることを決めるのは誰か

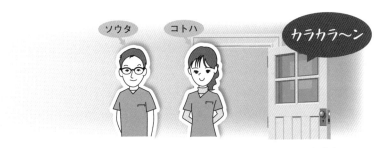

　コトハさんとソウタ君、こんにちは。おや？　少し服が濡れていますねぇ。雨が降り始めましたか。よかったらこのタオルを使ってください。こっちのタオルはコトハさんに…。

　「マスター、ありがとうございます。ついさっきまでカラッと晴れていたんですが、突然降り出しました。雨宿りも兼ねて、ちょっとお邪魔しました」

　それは災難でしたね。うちの店のことを思い出して立ち寄っていただきうれしいです。今日は何になさいますか？

　「そうですね…、では、キリマンジャロをお願いしていいですか」

　（コトハも「私もキリマンで！」と言う）

　はい、承知しました。それはそうと、ソウタ君の傘は、ビニール傘なのにずいぶんと大きいですね。今はそんなに大きいのが売られているんですか？

　「急に降り出したんで、２本買うのももったいないと思い、少し大きい傘をコンビニで買ってコトハと一緒に入って、ここまで来たんです」

　お金の話で恐縮ですが、このビニール傘って、お値段は１本どのくらいなんですか？

　「580円ですよ。以前に比べてかなり安くなりました」

　580円ですか！　ということは…、純粋に制作費の原価はいくらなんでしょうかね。

　「僕も同じことを思いました。この傘は中国で作っているのかな。中国の生産者にはどのくらいの額が渡されているのだろうって、ふと思っちゃいますよね」

　そうですね。商品の「価値」の問題ですよねぇ。お待たせしました。どうぞ、キリマンジャロです。はい、コトハさんにも。お待たせしました。

　「『物の値段』なんて、実際はあって、ないようなものですよね。『メーカー希望小売価格』ってありますけど、ネットオークションでは、僕らが子どものころのお菓子のオマケが数万円で売買されていたり、カードゲームのカードが１枚数十万円で売られてたりしていますからね」

　それは「物品」だけに当てはまる話ではありませんよ。サッカーのスペイン１部リーグのFCバルセロナに所属するリオネル・メッシ選手は、新型コロナウイルスの感染拡大でリーグ戦が中断している間、クラブのスタッフが100%の給与を受け取れるようにするため、自分の給与を70%削減すると発表しましたが…。メッシ選手のそもそもの年俸は、推定ですが135億円と言われています。ヨーロッパのプロサッカー界では彼らは完全な「商品」として売買の対象にされている、と言っても言い過ぎではありません。

　「年俸じゃなくて、給与の70%だから、純粋に135億円×0.7ではないと思いますが、すごい額ですよね」

　ソウタ君にとって、メッシ選手はどういう人でしょうか？

　「僕はあまりサッカーには、興味ないのですが…、『子どもたちにとって憧

れの人』でしょうか」

　（コトハが「私もあまりよく知らないけど、『身体にいっぱい彫り込んでいるタトゥーのデザインがしょっちゅう変わる、アーティスト』かな…」とつぶやく）

　コトハさんは面白いことをおっしゃいますね。私が言いたいことは次のことです。**「あるモノが何であるか」を決めるのは、「決める側」次第、言い換えれば「見ている側」次第**だということです。

　「マスター、それは『良くも悪くも』という意味ですよね」

　そのとおりです。七宝焼きのブローチを収集しているコレクターは、インターネットのオークションサイトで、幼稚園児が紙粘土で作ったいびつな形のブローチが売られていても、1円の値段さえつけないかもしれません。でも、それが、幼稚園児の自分の子どもが初めて母の日にプレゼントしてくれたものであれば、その「価値」はまったく異なってきますね。

　「今、マスターがおっしゃっていたことを最近僕も感じました。コロナウイルスに感染した罹患者を『ウイルスによって病気になった被害者』と見る人もいれば、反対に『誰かにウイルスをうつす加害者』と見る人もいます。僕たち、医療従事者を『感染者を助ける人』と見てくれる人もいれば、逆に、とても残念なことですが、『感染を拡大する人』と見る人がいるのも現実です」

　相手が邪悪で、醜くて、悪モノだと決めつければ、相手はそうなってしまいますね。

　「悪意がなく、意識もしていない場合でも『決めつけ』は起こりそうですね…」

　そのとおりです。**何かを伝える際に、伝える人の個人的な思いが「伝える内容」に混じってしまうことと、また逆に、何かを伝えられる際に、伝えられる人の個人的な思いが「伝えられる内容」に混じってしまうこと、**があげられます。

　有名な例を一つあげましょう。ソウタ君は「ホラー系」の話は苦手ですか？

　「まぁ、それほど苦手ってわけではないですが、得意でもありません」

　それなら、大丈夫でしょう。小説家の故井上ひさしさんの作品に『練歯磨殺人事件』という短編小説があります。そこからの一節です。私は暗記している

ので、声に出して見ますね。「白い下半身を剥き出しにした娘が横たわっている。麻酔薬を嗅がされているらしく身動きひとつしない。娘の高く盛り上がった胸が皮鞴（かわふいご）のように規則正しくゆっくりとせり上がり沈み込む。と、思い詰めた目をした中年男が冷たく光る鋭利な刃物を握りしめ、娘の下腹部へ顔を近づけて行き、ぐさりとその刃物を突き立てた…」[3] さて、「思い詰めた目をした中年男」は「娘」に何をしたのだと思いますか？

　「これは、ヤバい奴ですね。猟奇的な殺人？」

　確かに、映像にすると、ちょっと引きますね…。コトハさんのご意見は？

　（コトハが「残虐行為？　やだ…」と答える）

　ありがとうございます。お二人ともなかなかいい感じの答えを…と言いたいところですが、残念ながら、どちらも違います。実はこれは「帝王切開を始める前」の描写です。「思い詰めた目をした中年男」は「産婦人科医」、「娘」は「妊婦さん」だったというわけですね。

　「まぎらわしいですね～、マスターは！　いや…、井上ひさしさんは！」

　申し訳ありませんでした。でもおわかりでしょうか。私はわざと、お二人を惑わせるために「ホラー系の話は…」と余計なことに触れてから、小説の一節を引用しました。私の意図は「お二人を誤解させること」にありました。でも私の意図に乗らない方もいると思います。例えば、もしこの場に井上ひさしさんの小説の大ファンの方がいたなら、きっと「えっ？　この一節ってホントに『練歯磨殺人事件』からの引用？　『東慶寺花だより』の一節じゃなかったっけ!?」と、出典の正誤が気になるかもしれません。

　「なるほど。ということは、さっきの話を思い出すと、井上ひさしさんの小説の一節をどのように見定めるかは、読んだ側次第、ということをマスターは言いたかったのでしょうか」

　まさしく、そのとおりです。井上ひさしさんの小説の一節は、「井上ひさしさんの小説の一節」にすぎず、それ以上でも以下でもありません。そこに何らかの意味を持たせるのは、それを「伝える側」と「伝えられる側」の意図です。

　「そっかぁ…」

2. 「事実」は「人が作るもの」？

　同じ話を少し別の角度からしてみましょう。中東のイランのある都市で普段起こらないような大爆発が起き、地元の通信社が「イランの都市○○で大爆発？　テロの疑い⁉」とのタイトルでニュース記事を配信したとします。しかし、日本でそのニュース記事を読んだ人の多くは、「イランでは頻繁にテロ事件が起きて大変危険な国だ」と思い込んでしまうかもしれません。

　「あ、それはありますね。記者の意図は『普段起こらないことだから、記事にした』であっても、『イラン＝戦争によく巻き込まれる国』という勝手なイメージを持って、イランのことをよく知らない人がその記事を見たら、『イラン＝街で爆発がよく起きる・テロが頻発』と自分勝手な解釈をしてしまうかもしれません」

　実際、**「事実」は客観的に存在するものではありません。「事実」は、人の考えが入り込んだ、人が作り出したもの**です。これは語源的にも説明可能です。「事実」は「虚偽」「ウソ」の反対語と思われているかもしれませんが、**英語で「事実」を意味する「fact（ファクト）」の語源である「factus（ファクトゥス）」の意味は「作成された、加工された」という意味**です[4]。「事実」は「伝える人」と「伝えられる人」によって、「虚偽」や「ウソ」と同様に、「作り出されるもの」なのです。

　（静かにキリマンジャロを飲んでいたコトハが、突然話しかけてきた）

　「マスター、人の『肩書き』って、どのように扱えばいいんでしょう？」

　ん？　「肩書きを扱う」ですか。なかなか難しい表現ですね。お差し支えなければもう少し詳しくご説明いただけませんか。

　「サラリーマンとしてバリバリ働いていたときは、すごく優秀で、営業課長だったときはトップの売り上げを8年間維持し続けて、ヨーロッパにも長く駐在して…、定年前の6年間は副社長も務めた人が、身近にいるんですよ。でも脳卒中になって、失語症が残っちゃって…。それはしょうがないんだけど、時々訪ねてくる元部下の人たちだけでなく、その人のいちばんよかった頃のイメージから離れられず、哀れみの目で見るのが、私はすごく嫌で…。「非常に

36

優秀だった副社長。でも今は、スムーズな会話もおぼつかない、『ばかになった』元・副社長って…」

　そういうことですか。それはつらいでしょうね。**「できた頃」と比べて「できなくなった今」を見れば、何を捉えても否定的にしか捉えられません。**「シワもなく肌に張りがあった若い頃」と「皮膚がたるんで無数のシワが刻まれた現在」、「サッカー日本代表選手で毎試合ゴールを記録していた若い頃」と「ケガで引退し、アルコールに溺れて走ることさえおぼつかない現在」では、どう考えても後者はネガティブにしか捉えられません。でも先ほどの「事実（fact）」の話と同じで、「優秀だった元副社長」「美しい肌だった元女優」「すごい点取り屋だった元サッカー選手」と捉えてしまえば、その人は「事実」としてそうなります。

　「それは、嫌だな…」

　コトハさんは、その方の「現役」時代をご存じなのですか？

　「いえ。失語症になってからお会いしました」

　であれば、コトハさんは、コトハさんが感じた**その人の今のありのままの状態で「その人」自身を捉えたらよいのではないですか？**　「元女優」も「元サッカー選手」も、もちろん「元副社長」という肩書きも、すべて、ちょっとひねくれた見方かもしれませんが、「利益」が絡みます。キリマンジャロコーヒーの実はただの果実ですが、コーヒートレーダー（売買仲介人）から見ればただの「利益を生む商品」にすぎません。そしてその「利益を生むもの・生まないもの」としてしか捉えない感覚が、搾取などいびつな関係を生み出すことにつながっていくのだと私は思っています。失語症になった後の「元副社長」の姿しか知らないコトハさんだからこそ、「利害」とは関係のない、過去のその人の人生との比較を排除した視点で接することができ、その姿勢が相手の尊厳を維持することにつながっていくのではないでしょうか。わかったようなことを言って申し訳ありません。

　「病前の緑川さんを知っている人たちと知らない私との間で、緑川さんに対する受け止め方が違っているのは、もしかしたら当たり前のことなのかも。私にできることは、まずは今の緑川さんにとってわかりやすいコミュニケーションのやり方を、家族や周りの人たちに少しずつ伝えていくことなのかなあ」

（コトハが最後のキリマンジャロをすすった）

「マスター、ありがとうございます。マスターとお話ししていると、なんて言えばいいのかなぁ、心の中にある、モヤモヤとした、すごい漠然とした疑問とか怒りとか、そういうのが、ちょっとずつちょっとずつ言葉になっていって、自分の感情が整理されていくような感じがします」

それはうれしいお言葉ですね。人間が他の動物と違う点は、いろいろありますね。例えば、「火を使う」とか。でも**どの動物とも異なる点が、「言語を用いて思考する」**ということです。

3. 社会を変えるか、人の発想を変えるか

（再び、ソウタが会話に加わる）

「マスター、『人間が他の動物と違う点は何か』っていう問いに対する僕の答えは『子どもや老人、障害者などが幸せに生きられるコミュニティを作る努力ができる』っていうことです。ちょっと理想論かもしれませんし、『幸せに生きられる』ではなく『幸せに生きられる社会を作る努力ができる』っていうところが歯がゆいのですが。他の動物の世界であれば、早産の未熟児も、年老いて病気になった者も、例えば重い障害を持って生まれてきた子も自力で長く生きていくことは難しいと思いますが、人間の世界は違いますよね。やろうと思ったらできる。やれる知恵も技術もある！　だから僕は、障害があってもなくても自分らしく生きていくことができない現実の社会が空しいです」

それは私たち自身の問題ですね…。参考になるかどうかわかりませんが。ソウタ君は「福助」ってご存じですか。

「はい、招福の神様として、よくお店に招き猫と一緒に置かれている…。足袋のメーカーでも同名の有名な会社がありますね。その『福助』が何か？」

昔の日本人は、私たちとは「異なる存在」を２つ、想定していました。一つは「私たちとは異なるすごい超人的な力を持っている、畏敬すべき存在」です。そしてもう一つは「私たちが持っている『普通の』力さえ持っていない『劣った』存在」です。この２つが具体的に何なのか、ソウタ君はわかりますか？

「う〜ん、そうですね。前者は『超人的な存在』とのことですから、『天才』…ですか？　あるいはウルトラマンのような存在とか。後者は、『子ども』とか？」

さすが、ソウタ君！　発想がいい線をいっています。前者は、ウルトラマンというか、わかりやすく言えば「神」ですね。まさしく、文字どおり、「人を超えた、万能の力を持つ存在」です。一方、後者は…、成人の大人ができることができない子ども、という視点は非常に鋭いですね。端的に言うと「障害者」です。

「え〜。障害者を『劣った存在』というのは、すごい抵抗感があるなぁ」

（「私も！」とコトハがつぶやく）

私もまったく同じです。でも前近代、具体的には江戸時代ですが、現実に障害者は「下」に見られていました。例えば、商家で水頭症の子が生まれたら、座敷牢のような場所に隔離して存在自体を隠したと言われています。

「無茶苦茶ですね。だって、その子には何の罪もないのに…」

そうですよね。それは親御さんも同じ気持ちでしょう。そんな親御さんの中にとても頭がきれる人がいて、「発想の転換」を試みたんですよ。「神」も「障害者」も一般的な人間とは異なる「特異な（アブノーマルな）存在」と見なされている点では同じである。ただ、「神」は人間よりも「上」と、また「障害者」は人間よりも「下」と見なされているのが現実である。「下」と見なされれば、見下され、差別的な扱いを受けてしまう。そうだ！　だったら、「障害者」を「神」、例えば「招福の神」などにしてしまえば、人々は「異質な存在」としての「障害者」を畏怖し、崇め奉るようになるのではないか…と考えたのでしょうね。

「もしかして、それが『福助』??　いやぁ、それは本当に頭のいい、素晴らしい発想の転換ですね。」

実は「七福神」は、同じような発想がもとになっている、という説もあります[5]。「かたわ」という表現は差別用語で、多くの人を傷つけるので使うべきではないのはわかっていますが、江戸時代中期の川柳なので、当時の表現のまま使わせていただきます。「弁天を除けば片輪ばかりなり」という川柳があります。適切な表現に言い換えれば、「七福神の中で弁財天以外は、みんな障害

を持っている」という意味です。恵比寿さんは未熟児出産による脳性麻痺の重度障がい者、大黒さんは知的障がい者、福禄寿は視覚障がい者、寿老人は水頭症、布袋さんは肥満、毘沙門天は象皮病（骨格皮膚障がい）の人たちがそれぞれモデルになっていると言われています。ただ一人、「障害のなかった」弁財天も江戸後期には、「色魔（異常性欲者）」、「半陰陽（インターセックス。男女両方の性的特徴を持つ人）」にされてしまいます。

　「なんだか、興味深い発想ですよね…」

　私もそう思います。先ほども言いましたが、**「見る人」「解釈する人」の価値観を変えれば、「異質な存在」であっても、敬意を払われて、この社会で暮らしていける。差別は「対象」の問題ではなくて、その「対象」をとらえるこちら側の「視点」の問題である**、ということを改めて感じますね。

　「マスター、ありがとうございます！」

　これが、ソウタ君の疑問に対して私が答えられるヒントですが、参考にしていただけそうですか？

　「もちろん。そっか…。モノに限らず人をも『商品』としてしか見られなくなれば、価値をはかる尺度は『利益になるかならないか』だけになっちゃいますよね。そして『利益になるか否か』だけが重要な価値観になってしまえば、利潤を最大限に生み出す方法を人は追求するようになる。その過程で、誰かが苦しむようになっても、それが目に入らなくなりがちに…。『利益』と『この人は何者か』という判断とは離して考えたほうがいいのかもしれませんね、現実には簡単なことではないですけど」

　（ソウタは壁に並んだコーヒー豆の入った容器を眺めながら、「緑川さん夫妻が『失語症の会』に参加することを半ばあきらめていたけど、参加者の人たちがいろいろあってもけっこう楽しそうに過ごしているのに接しているうちに、緑川さん夫妻それぞれの『障害者』のイメージが変わってくるかもしれないし…。少し時間をかけて誘ってみようかな」と考えていた）

　ソウタ君やコトハさんとこんなお話ができて、私も充実した時間を過ごすことができました。感謝しています。ありがとうございました。またいらしてくださいね。

▶▶ 引用文献 ・・・

1) 辻村英之：おいしいコーヒーの経済論―「キリマンジャロ」の苦い現実. 太田出版, 2009, p105
2) 同上
3) 倫理学の文脈でこの引用を最初に用いたのは以下の書籍です――新田孝彦：入門講義 倫理学の視座. 世界思想社, 2000, p99
4) 田中秀央（編）：羅和辞典. 研究社, 1966, p242
5) 花田春兆（編著）：福祉・複眼・福の神：花田春兆対談集. 学苑社, 1993, p21, p62

第5章
ホットパック

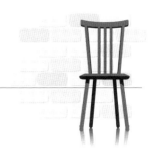

　リクが以前勤務していた病院では、物理療法は助手の仕事だったが、この病院では、セラピストがホットパックや電気治療をする。リクは、柴村さんのホットパックをセットして、他の患者の運動療法をしていた。その日は出勤している理学療法士の数が少なくて、新患もいて、カンファレンスの準備もあり、とても忙しかった。リクは、柴村さんのホットパックをしていることをすっかり忘れてしまった。慌てて柴村さんのところへ行くと、柴村さんは眠ってしまっていたようだ。予定以上の時間ホットパックをしてしまったので、リクはおそるおそる柴村さんの皮膚の状態をみた。低温やけどとまではいかないけれど、皮膚は赤くなっていた。柴村さんは、「大丈夫」と言った。リクの頭の中では、報告しなければという思いと、このまま知らん顔しても平気かなという思いが、錯綜した。

　報告するのが正しいとわかっているのに、リクの心に迷いが生じた。ヒヤリハットの報告書を書くことが面倒くさいし、同僚からダメな奴って思われるのが嫌だし、患者も大丈夫って言ってるんだから、報告しなくてもいいかな、もう一人のリクがささやき始めた。そもそも、ホットパックって効果あるのかな、気休めじゃないのかな、温かくて気持ちがいいから、患者だって眠っちゃうんだよ。だんだん話がそれてきたことに気が付いたリクは、もう一度冷静に考える努力をした。後で皮膚が腫れたり、傷ができたりしたら困るな。後で柴村さんが被害を訴えたり、柴村さんの家族が訴えたりするかもしれない。それから、上司にばれたら、どうしてすぐに報告しなかったんだって言われるよな。

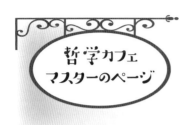
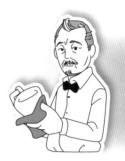

　日本で最初のカフェは明治21年に東京・上野にオープンした「可否茶館」と言われています。このカフェって、もともとイギリスのパブのような、知識人がコーヒーを楽しみながら文化交流するサロンみたいな場だったんですね。メインはコーヒーじゃなくて、コミュニケーション！　日本の茶室も同じかな。主人がお客をもてなし、お客は主人の心を感じ取って感謝する、器や景色を愛でて雑談しながらコミュニケーション自体を楽しむというように、決してお茶を飲むことだけが重要な目的ではなかったわけです。このカフェもそんなふうにお客さんとのコミュニケーションを楽しむことをいちばん大事にする場にしたいんですがね…。

　お、お客さんがいらしたようです。

1.「雑談力」は医療者には不必要？

　いらっしゃいませ。おや、リク君じゃないですか。今日は珍しくお一人ですね。

　「こんにちは。マスター、今日は、僕、ちょっとやらかしちゃいました…。なんか、優しい気持ちになって、ほっとできるコーヒーを煎れて欲しいんです

けど」

　優しい気持ちねぇ。では、品がある酸味と甘い香りが特徴のグアテマラを、うち独自のやり方で深い味わいが出るようにドリップしましょう。で、どうされました？

　「『どうされました？』って聞かれると、話し始めるのが難しいですね。世間話は大事なんだけどなぁ。うちの上司もすぐに『で、用件は何？』って聞くんですよね。もうその時点で、なんか話す気がなくなってしまいますよ」

　それは、なかなか鋭い視点ですね。リク君は普段接している方たちに、どんな感じで話しかけるんですか。

　「そうですねぇ、例えば、『今日はいいお天気ですよね』とか、『今日のお洋服の花柄って、僕が好きな桂離宮の菜の花畑が満開になったときみたいで、本当に素敵ですね』とか、あるいはジャイアンツファンの方だったら、『昨日は阪神を打ち負かしましたね』みたいな。あ、でも負けたときは、別の話題で話を切り出すかな」

　なるほど。リク君の「雑談力」は素晴らしいですね。その能力はずっと大事にしてください。リク君が普段接している方たちは、いろんなことを抱えて生きている方が多いんじゃないですか。人の本音を引き出そうと思ったら、ゆったりと構えて余裕を見せて、笑顔で安心感を与えて、核心から外れた雑談から話を膨らませることができるコミュニケーション力が不可欠になりますよ。

　「いやいや、それほどでもないですよ。僕の雑談力が優れているのだとすれば、それはいつも僕に対話を挑んで、知らない間に考えるきっかけを与えてくれているマスターのおかげですよ」

2.　拾ったお金は交番に届けるべき？

　で、リク君、今日のご用件は？

　「なんでやねん！　単刀直入すぎますやろ。今まで散々、雑談力が大事だの何だの言ってたくせに…。じゃあ、こちらも単刀直入に答えますよ！　僕、まずいことやっちゃったんですよ。でも誰にもバレてなくって。『誠実な自分』と『ズルい自分』が今、僕の中で戦っています」

　ほ〜。で、リク君は私にどちらの「自分」を応援して欲しいわけですか？

　「そりゃぁ、『誠実な自分』です」

　そうですか…。でも私がリク君の中にいる『誠実なリク君』を応援したら、リク君の身に不都合なことが起こったりしませんか？

　「起こると思います。上司に怒られ、始末書を書かされ、もしかすると他の部署に飛ばされるかも…」

　それでいいのですか？　誰かを悲しませたりしませんか？

　「クビになったりしたら、母が悲しむかな。それから、普段担当しているノアちゃんも、僕が突然いなくなったら、寂しがるかもしれないです」

　それなら、「誠実な自分」を封印しておけばいいんじゃないですか。

　「いやぁ…。でも、それじゃ、なんか気持ち悪いんですよ。罪悪感というか、後ろめたさというか、そういうのを抱えて毎日を過ごしたくはないんです」

　リク君、今リク君の中には「誠実な自分」と「ズルい自分」という“二人”が存在しているわけですね。この“二人”の間で十分なコミュニケーションを取ってください。いいですか？　“二人”にコミュニケーションを取らせるだけですよ。戦わせてはいけません。

　「ハイ…」

　ちょっと、何か別の例を使いましょう。リク君は、気分転換したいときに、何をしますか？　サッカー観戦とか、映画鑑賞とか？

　「いや、僕は自然が好きなんで、山登りとか、ですかね。ま、山登りというほどでもなく、ハイキングに毛が生えたようなものですが…」

　なかなか素敵な趣味じゃないですか。今度山に登るときは、是非私も誘ってください。では、ハイキングの例を使うことにしましょう。例えば、リク君がハイキングで近くの山に登っている途中で休憩した際、足下の切り株の近くに旧1万円札が落ちているのを発見したとします。周りには誰もいません。旧1万円札も古いもので、かなりの年数、切り株の近くに挟まっていたと思われます。落とした人が探しに来るとはとても思えない状況です。さて、このような状況で、どのように行動するのが「倫理的に正しい」ことになると思いますか。

　「そりゃ、『何が正しいか』と聞かれれば、そのまま持ち帰り、山を降りた

直後に交番に届けるのが『倫理的に正しい』ことになると思います」

　えっ、本当にそう思いますか？　交番に届けても持ち主が現れる可能性は低そうですよね。誰も落とし主が現れなくて、リク君が「所有権を取得する権利」を行使できるのは、最短でも3か月後、「切り株に挟まっていた」という事象が「埋蔵されていた」と判断されれば、この1万円をリク君が手に入れるのは6か月後です。

　「それの何が問題なんですか？」

　リク君は前におっしゃっていましたよね。コロナウイルスによる感染拡大防止目的で学校が休校になったことで、低所得世帯のお子さんたちの中には昼ご飯が食べられなくなっている子たちがいる、その子たちに昼ご飯を食べさせるための基金に給与の一部を寄付したって…。

　「はい。子どもたちには何の罪もないですからね。国に頼ってもしょうがないです。良識ある個人が支えていかないと…」

　もし交番に届けなければ、リク君は明日この1万円を基金に寄付できますよ。交番に届けて6か月後にリク君の手元にお金が戻った後に寄付しても…、効果は薄れているかもしれませんね。

　「…」

　落とした人もリク君が子どもたちのお昼ご飯のためにお金を使ったことを知れば、きっと喜んでくれるんじゃないでしょうか。

　「う〜ん、確かにそれも一理ありますね。では、山を降りたら、交番には行かずに寄付をするのが正しいことになるのかな」

　あれ…？　意見を変えるのですか？　私は小さい頃、母に「誰も見ていなくても、お天道様がいつも見ているよ。他人のものを黙って持って行ったり、ウソをついたりしてはいけない。罰が当たるよ」と言われて育ちました。私の母がリク君の行動を見ていたら、「バチが当たる！」と言うでしょうね。

　「もう、何なんですか、マスターは！　僕の背中を押したいんですか、それとも迷わせたいんですか‼」

　まあまあ、落ち着いて。リク君、私の仕事をお忘れですね。私は哲学者です。リク君が自分で考え抜いて、自分で答えを見つけるための導き役でしかありません。だからリク君が安易な答えに飛びつこうとしたときは、リク君に熟

考させるために、リク君を惑わせなければなりません。ま、この甘～い最中（もなか）も一緒にいかがですか。これは栃木県足利市の名物の「古印最中」で、酸味があるグアテマラには最高にあうんですよ。

「お～、ホントですね。少し大きな声を出してしまい、すみませんでした」

いえいえ。そういえば、カトリック教会では枢機卿が会議を開くときは「満場一致の意見は採択しない」というルールを定めているそうです。そのために「Devil's Advocate（デヴィルズ・アドゥヴォケイト）」という役割を担う人が参加者の中に1人いて、参加者の意見が一致し始めると「私はあえて反対意見を言わせてもらいます」と反論を試みるそうですよ[1]。その繰り返しが、さまざまな多様な批判に耐えうる強固な意見を作り出していくというのです。

「あー、マスターの顔がデビルに見えてきた…。それは冗談として。さっきの話に戻りますが、結局『交番に届ける』『交番に届けず、コロナ被害基金に寄付する』という2つの選択肢のうち、どちらを取ることが倫理的に正しいことになるのでしょう？」

3. 人としてすべきことをするのが倫理的に正しい？

どちらも正しいです。厳密に言えば、どちらの選択も正しいとする倫理学理論があります。「交番に届けた」のなら「人としてやるべきことをやったから倫理的に正しい」と、また「交番に届けず、コロナ被害基金に寄付する」なら「昼ご飯が食べられなかった子どもたちやその保護者など、多くの人に幸せを感じさせることができたから倫理的に正しい」と、どちらの行為も正当化する倫理学理論はあります。

「そうなんですか…。でもなぁ、僕自身は、交番に届けないことで多くの人を幸せにしたとしても、やっぱり交番に届けないと『誠実な自分』が『ズルい自分』に負けちゃったような気がして、すごく嫌です」

それは、とても重要な視点ですよ。その感覚を大事にしてください。そして、それが正しいと思うのなら、その感覚に従って行動すればよいと思います。リク君が従おうとした倫理の基準は「人としてすべきことを、あらゆる誘

惑を排除して実行する行為＝倫理的に正しい行為」というものです[2)]。「人として すべき」という部分がずいぶん曖昧ですが、「世界中の多くの人が昔から『やっちゃいけない』と考えてきた行い」と言い換えてもよいと思います。「人を殺してはいけません」「他人のものを盗んではいけません」「うそをついてはいけません」「不倫をしてはいけません」などがあげられますね。こういうことをしたくなったときに、自分自身で自分自身の欲望を抑えて、すべきことをしよう（すべきでないことをしないようにする）という意味です。

　「わかりやすい考え方ですね…」

　そう。この考え方を踏まえるなら、「『他人のものを盗んではいけない』という『人としてやるべきこと』に従って、『誰も見ていないし、そもそも落とした人だってこれだけ時間が経過しているんだから諦めているに違いないよ。このままこのお札が風で谷に飛んでいってしまったら、誰の役にも立たずもったいないよ。だから持って帰って自分のものにしちゃえ！』という心の中のもう一人の自分の声を打ち消しながら、山から下りた後にすぐに交番に届ける」というのが、「倫理的に正しい行為」ということになるでしょう。

　「僕がさっきお話しした、『誠実な自分』が『ズルい自分』に打ち勝つっていうやつですね」

　そのとおりです。ポイントになるのは、「そのお金は自分のものにしちゃえ」という、リク君の心の中にいる「闇の自分」、リク君の言葉を借りれば「ズルい自分」との戦いです。この戦いに打ち勝たなければなりません。

　「でも、『ズルい自分』に負けてしまいそうになるときはありますよ。例えば、あ、これは後輩から聞いた話ですけど、患者さんにホットパックを当てすぎて、火傷直前の状態までいったそうですけど、患者さん本人が『大丈夫』と言ってたから誰にも言わなかったらしいんですよ。マスター、この後輩の行動って、どう思います？」

4.　人としてすべきことをするために大切なこと

　（リクを無言でジッと見つめてから…）「闇の自分（黙ってたほうがいいよ）」に「光の自分（罰を受けてもきちんと報告しなきゃダメだ）」が打ち勝つ

ための重要な要素は、リク君、あなた自身が、あなた自身のことを「信頼する
に足る人間だ」と信じていることです。自分自身に誇りを持ち、自分の中の
「倫理的に正しい判断をすることができる『光の自分』」が常に優位でいること
を自覚できるために、何よりも自分で自分のことを信頼していなければなりま
せん。

　「いや、これは、その、こ、後輩から聞いた話ですよ…」

　別に誰の話でも構いません。リク君、あなたは自分自身に誇りを持って生き
ていますか？

　「んー…」

　自分を肯定し、自分を信頼できなければ、実は倫理的に正しい判断をするこ
とは限りなく不可能に近くなります。他人を信頼することは、この社会で生き
ていくために不可欠ですが、他人を信じることの100倍も自分自身を信じるこ
とが重要だと、医師で漫画家の手塚治虫さんは言っていました[3]。

　「…マスター、さっきの後輩の話、実は自分の体験談です。誰にも言わな
かったのは自分です…」

　リク君、繰り返しますが、誰の体験談なのかは、私にとっては重要なことで
はありません。でも忘れないでください。いろいろできないことがあっても、
好きになれない部分があっても、時々自分のことが嫌になっても、それでも、
自分で自分を肯定し、信頼することは、適切な倫理的判断をするために不可欠
で重要な条件だ、ということを…。

　「なんか、ちょっとスッキリしました。ところでマスター、グアテマラ本当
においしかったです。コーヒーらしくないって言ったら失礼ですけど、眠気覚
ましに飲むガツンとした濃い苦みが全然ない感じです」

5.　人はなぜ過酷な条件下でも一生懸命働くのか？

　それはありがとうございます。うれしいお言葉ですね。で、リク君はこれか
らどうするんですか？

　「帰り際に、勇気を出してちょっと上司のところに寄ろうと思っています」

　そうですか。ところで、上司の方はコーヒーはお好き？

「好きかどうかはわからないんですけど、相当忙しくて最近はほとんど寝る時間もないみたいです。朝から何杯も、インスタントみたいですけど、コーヒーを飲んでます」

それなら、今リク君が飲んでいるグアテマラの豆を引いて粉にしますから、上司の方にお土産として持って行って、リク君が煎れてあげてください。お代は不要です。

「いや、マスター、そんな…。お支払いします」

結構。私は、リク君の「勇気」に対してささやかな敬意を表したいだけなので。

「ありがとうございます。泣きそうです…」

ところで、リク君の上司の方は、どうしてそんなにお忙しいのでしょう？

僕も詳しいことはよくわかりませんが、「お金がない、人がいない、時間がない、勉強もできない」と嘆いていたのを見たことがあります。

そうですか。その悩みは医療現場特有のものではありませんが…。神経がすり減る思いをされているのは容易に想像できます。リク君、でもその上司の方は、なぜ今の仕事をお辞めにならないのでしょう？

「お金のためですかね…」

その上司の方もリク君同様、理学療法士なのですか？

「そうです」

それなら、職場を変えることは不可能ではないでしょう。

「そうかぁ。なんでかなぁ？」

では、リク君にお聞きしましょう。リク君はなぜ理学療法士として働き続けているのですか？　お金のため？

「はい、『お金』というのは一つの答えですね。給料は大事ですし、昇級すればうれしいし、ボーナスをもらえればヤッターという感じです」

なるほど。では、ちょっとしたクイズをリク君に出しましょう。アメリカでの実話です。全米退職者協会が、困窮している退職者の相談業務を1時間あたり30ドル（3,000円くらいですかね）の低価格で複数の弁護士に依頼しましたが、残念なことに全員に断られたということです。「そんな安い賃金で働けるか！」ということですね。で、どうしようもなくなった全米退職者協会のプロ

グラム責任者は、一計を案じて、違ったやり方で弁護士にお願いしたところ、今度はほぼ全員が引き受けてくれたそうです。いったいどういう方法を使ったのだと思いますか？

「それは簡単ですね。1時間あたりの額を10倍にして、300ドル（3万円くらい）に引き上げたんでしょう？」

さすが、リク君、惜しいですね！

「じゃあ、もっと高く、500ドル（5万円くらい）まで時給を上げたんでしょうか？」

答えは…、弁護士たちに「困っている退職者の相談に無報酬で乗ってもらえないか」とお願いしたそうです。金額に注目したところは鋭かったですが、「もっと高く」ではなく「ゼロにする」が答えです。結果的に圧倒的多数の弁護士が「引き受けよう」と答えてくれたそうです[4]。

「いや、それはおかしいなぁ。それじゃ、ボランティアじゃないですか！」

そのとおり、正真正銘のボランティアです。でも、そんなに不思議なことですか？

「不思議ですね…。だって、仕事は『趣味』や『慈善事業』ではないですから」

なるほど。では、質問を変えましょう。リク君は、なぜ警察官や消防士、海上保安官や兵士は、世間的にはそれほど高い給料を得ているわけではないにもかかわらず、命の危険も顧みずにその職業に従事しているのだと思いますか？

「う〜ん。使命感…、のようなものに駆られて、ですかね。使命感がなければナイフを振り回す暴漢に立ち向かったり、炎の中に飛び込んだり、大荒れの海上で密輸船を取り締まったり、過酷な塹壕生活を続けながら本土を守ったり…ということはできないですよ、自分なら」

リク君、その「使命感」は、警察官や消防士だけでなく、理学療法士であるリク君の上司も持っているのではないですか。ひどい怪我からの回復が困難な状況であっても、諦めずに患者さんにとって少しでもよりよい状態を実現するために、自分が持っている専門的能力を駆使する。少しでも患者さんの幸せを維持することに貢献したい。さらには、患者さんだけでなく、仲間や後輩にとっても、能力を十分発揮できるような、経営など余計なことを心配しなくて

もいい環境を維持し続けようと努力されている理由が、高い給与だけにある、とは考えにくいですね。

「僕、ホントに泣きそうになってきました…」

職業への誇りや義務感、「社会から必要とされている」という使命感など、「この社会に貢献したい」という、金銭的価値を超えた強い思いが、睡眠不足になっても身体を張って仕事をする動機になっていると考えるのは自然なことのように思います。

「はい」

リク君も仕事にやりがいを感じたいのであれば、他人に感謝され、自分が社会に役立っていることを確認できる部分が、金銭的損得よりも少しだけ優先される環境に自分を置き続けることです。さぁ、上司の方にこのグアテマラを持って帰ってあげてください。私も金銭的価値を超えて、リク君の上司の方の元気回復に少しでも貢献できるのであれば、これは大きな喜びです。

「マスター、今日は本当にありがとうございました！」

あー、一つ言い忘れました。「できる医療者」に共通するのは「雑談力が豊かである」というのが私の持論です。上司にコーヒーを入れるときも、リク君の才能である雑談力を駆使して、上司の方からさまざまな情報を得てください。

「はい。またお邪魔します！」

お待ちしていますね。どうもありがとうございました。

≫引用文献‥‥‥‥‥‥‥‥‥‥‥‥‥‥‥‥‥‥‥‥‥‥‥‥‥‥‥‥‥‥‥‥‥‥
1）田村次朗：コミュニケーション・マネジメント：リーダーシップ教育の実践．復興リーダー会議 Discussion Paper 10：8，2013
2）新田孝彦：入門講義 倫理学の視座．世界思想社，2000，pp108-125
3）中島　輝：いつも心に名言を！ 人を信じよ　しかし，その百倍も自らを信じよ．PHP 863：80，2020
4）ダン・アリエリー（著），熊谷淳子（訳）：予想どおりに不合理：行動経済学が明かす「あなたがそれを選ぶわけ」．早川書房，2008，p109

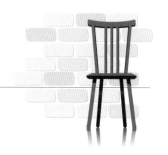

第6章
リウマチと認知症

　浅黄さんは、関節リウマチはあっても、服薬とリハビリテーションを受けながら自立して生活している。作業療法士のサキは、手の関節に負担がかからないように、自助具を紹介して使う練習をしたり、環境調整のアドバイスをしたりしている。ある日浅黄さんから、認知症早期発見を勧めるテレビ番組を見て、専門医を受診したと聞いた。浅黄さんは、年齢に比べると少し記憶力が低いが、認知症ではないと言われたそうだ。浅黄さんは、認知症予防のために、計算ドリルや漢字の書き取りをすることにしたら、力を入れて文字を書いたせいか、前より指の関節が痛むようになった気がすると言う。浅黄さんは、リウマチなのに認知症にもなったらどうしよう、考えると毎日が不安だと言った。

　サキは、弱い力でも書けるように、鉛筆ではなく、フェルトペンを使うことを提案すると、浅黄さんは、太いし、裏に映るから嫌だと言った。サキは文字を書くのではなく、スマホのアプリを使って頭の体操をしたらどうかと提案すると、浅黄さんは、画面を見ていると目が疲れるし、首も痛くなると言った。サキが、スーパーの広告を見ながら暗算するのはどうかと提案すると、浅黄さんに「そんなのつまらない」と言われてしまった。

　浅黄さんの言葉はいつも、関節の痛み、身体の疲れ、認知症になるのではないかという不安だ。浅黄さんの楽しみは何だろう。テレビを見る以外に趣味もないようだし、テレビの健康番組からの情報をサキに話すことが多いけれど、いつも暗い話になってしまう。サキも、これから浅黄さんに会うのだと思うと、気が重くなる。サキがよかれと思ってする提案は、いつも拒否されるし、何かしたいことはあるかと聞いても、ないと言われるだけだし。リウマチがよくなったら、したいことはあるかと聞いても、「よくならないでしょ。悪くならないようにするだけでしょ」と言われてしまう。

　サキは、言語聴覚士のコトハに浅黄さんのことを相談した。コトハは、大の

大人が小学生のドリルをするなんて、私は賛成できない。教育ビジネスの人たちが、少子化の時代の生き残りをかけて、認知症予備軍の高齢者をターゲットにしたマーケティング戦略だと思うと言った。新聞や小説を読むほうがドリルより、よっぽど脳を使う。詩だって絵本だっていいから、漢字ドリルは止めさせたほうがいいと言った。

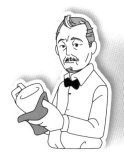

　私は、学者としてはもう現役は引退したつもりですが、それでも有難いことにいまだに毎年海外の学会や研究会に呼ばれています。昔からの友人がオーストラリアやニュージーランド、香港にいるので、しょっちゅう訪ねていますが、これらの国で学会が開かれると、いつも10時前後には「モーニングティー」と呼ばれる30分ほどのティーブレイクが、午後も15時前後に30分間「アフタヌーンティー」と呼ばれるティーブレイクがあります。ここでは、とにかく紅茶の種類が豊富です。少ないところでも30〜40種類の紅茶が、軽食とともに準備されます。ホテルの部屋にも、日本だと備え付けのお茶は、インスタントの「煎茶」か「ほうじ茶」、「梅昆布茶」くらいですが、これらの国では、専用の木箱に20種類ほどのティーバッグが並べられています。オーストラリアもニュージーランドも香港も、もともとイギリス人が入植したり統治していた時代が長かったりするので、当然イギリス文化に基づく紅茶の伝統が根付いています。最近は学会でのティーブレイクの際においしいコーヒーが準備されるようになりましたし、ホテルでも紅茶のティーバッグに混じって、インスタントコーヒーのスティックが用意されるようになりましたが、圧倒的に紅茶優位です。私は自分でもかなりのコーヒー好きだと自認していますが、実はニュージーランドやオーストラリアにいる間は、コーヒーを飲むことはほとん

どありません。飲まなくても平気です。帰りの飛行機に乗って初めて2週間ぶりくらいにコーヒーを飲む感じです。世界中がコーヒー優位になろうと、誇りをもってティー文化を貫く姿勢が私は好きですし、実際、現地ではすっかりティー文化に染まってしまっています。

　さて、お客さんがいらしたようですね…。

1. 「健康」とは「自分で決めるもの」？「他人に決められるもの」？

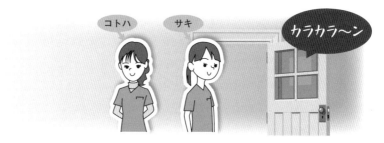

　（「マスター、こんにちは。お邪魔してもいいですか」と言いながら、サキとコトハが店に入ってくる）

　もちろんですよ。こんにちは。いらっしゃいませ。今日は何にしましょうか。

　「マスター、実はコトハと一緒に先週から香港に旅行に行っていて、昨日帰ってきたんですよ」

　それは、それは。お帰りなさい。香港は、楽しめましたか？

　（コトハが答える）

　「政治情勢が不安定だった期間が長かったので、4年前に行ったときに比べるとちょっとピリピリした感じだったけど、楽しかったですよ。あ、そうだ、マスターにお土産を買ってきました。マスター、サッカー好きだと伺っていたので、はい、これ。サキと私の二人からです。香港プレミアリーグ1部に所属していた『南華足球隊』のレプリカユニフォームです」

　いやぁ、これはうれしいプレゼントですね。心からお礼を申し上げます。本当にどうもありがとう。店に飾らせていただこうかな。

「よかったぁ〜、喜んでもらえて！　ところで、マスター、香港の屋台で鴛鴦茶（えんおうちゃ）っていうの、飲んだんですが、ご存じですか？」

もちろんです。まぁ、一言で言えば「コーヒーの紅茶割り」、いや、正確には「コーヒーと紅茶のブレンド」ですかね？

「さすが！　おいしかったんですよ」

そうですか。じゃあ、ちょうどいい具合に「材料」がそろっているので、本場の味の鴛鴦茶をお作りしましょうか？　お土産もいただいたことですし…。

「うれしい！　是非お願いします」

ところで、どうしてこの時期に香港にいらしたんですか？

「実は…、検診で、あんまり詳しくは言いたくないんですけど、ちょっと悪いデータが出ちゃって。最終的には大丈夫だったんですけど、できるうちにやれることをやっておこうかなって思って…」

そうですか。大事ではなかったとお聞きして私もホッとしていますが、とても不安だったでしょうね…。お気持ちはお察しします。

「まぁ、腫瘍は良性だったし、もう頭を切り替えたので、気にしていませんけどね。実際、私自身は結果がどうであろうと、自分がやりたいことをやって幸せに生きているっていう満足感はずっと持って生きてきたので」

お、そうなんですか！　そのお答えは、哲学者としては頼もしいです。ところで、コトハさん、「釈迦に説法」とはわかっているのですが、少しだけ私の話にお付き合いください。コトハさんにとって、「健康」っていったい何ですか？

「えっと…、忘れちゃったな。WHO（世界保健機関）の定義だと…」

（サキが横から「健康とは、単に疾病がないとか虚弱でないというばかりでなく、身体的、精神的、社会的に完全に良好な状態のことである！」と言う）

さすが、サキさん！　でも、私がコトハさんにお聞きしたのは、WHOによる「健康」の定義ではなく、ご自身の感覚で言うと…という意味です。

「う〜ん、何だろ…。『日常生活を送るのに何の不便も感じない』それから、『毎日を生き抜くうえであまり苦労をしていない』かな？」

「生き抜く」ですか…。なんか壮絶なイメージの表現ですね。サキさんは、同じ質問をされたらなんて答えます？

　（サキが「私は、『やりたいことがたくさんあるなら健康』かな。不健康で気分が悪いときは単純にただただ家で休んでいたいからね！」と大きな声で言う）

　サキさんは、いつお会いしても生き生きしていますもんね。

　（「なんか、褒められてんのかなぁ。馬鹿にされてんのかなぁ？」と不満そうなサキ）

　いやいやいや、そのままの意味です。まったく他意はありません。ところで、健康に関する私の定義は、単純に「自分が健康と思ったら健康」なんですよね。もちろん、そんなことを言ったら、例えば就職の際の健康診断書は無意味になりますし、学校での検診も「私が健康だって言ってるんだから健康なんだ！」と言えば、意味がなくなってしまうことはわかっています。でも言いたいのはそういうことではありません。コトハさんは献血されたことはありますか。

　「はい、あります。1 年に 2 回は行きます。でも私はそんなにお酒も飲まないのに、いつも γ-GTP の検査値が基準値よりも高いんですよね…」

　おや、コトハさんは今、「基準値」とおっしゃいましたね？

　「はい、言いましたけど。それが何か…」

　私も結構献血は好きで、若い頃はよく行っていました。長いドイツ滞在から帰ってきた後は、残念なことにできなくなってしまいましたけどね。さて、かなり昔の話になりますが、確か 1993 年 8 月に大阪市で献血した際にもらった検査結果には「参考値」という表現が使われていました。私はこういうことに関心があるのでよく覚えているのですが、1999 年 4 月に広島市で献血した際にもらった検査結果には「標準値」という表現が使われていたんですよ。その後、2005 年に検診を受けた際にもらった検査結果には「参考基準値」という表現が使われていました。現在はコトハさんがおっしゃるとおり、「基準値」という表記が使われています。この変化について、お二人とも正真正銘の医療関係者ですがどのようにお考えでしょう？

　「んー、そうですね、あんまりそういうことに関心を持ったことがないので、今マスターに言われて、『言われてみれば、変わってきてるな』と思ったくらいで…。『参考値→標準値→参考基準値→基準値』っていう変化ですよね。

まぁ、一言で言うなら、『正常と見なす数値が客観的に示された』ってことですかね」

　（サキが、すかさず「昔は『自分の検査結果と比較して、異常を見つけるための参考にしてくださいね』程度だったんだけど、今は『これが正常を示す基準です。この基準から外れたら、あなたには問題があります』って感じで、なんか、『上から目線』的な、絶対感が強くなったって印象⁉」と口を挟む）

　さすが、お二人ともプロフェッショナルですね。私も、素人ながら、同様のことを感じています。「自分が健康かどうか」について、以前は自分の感覚に基づいて判断していた印象ですが、最近では外部から支配されている印象…と言ったら言い過ぎでしょうか。

　「でも、それは何というか、『時流に乗っている』という言い方も変ですけど、自然な流れのような気もしますよ。えっと…「健康増進法」が施行されたのって、いつでしたっけ？（サキがスマホで調べて、「2003年5月1日！」と答える）サキ、ありがとう。この法律の確か第2条で『国民は、健康な生活習慣の重要性に対する関心と理解を深め、生涯にわたって、自らの健康状態を自覚するとともに、健康の増進に努めなければならない』って、もう命じられていますからね。『健康じゃなきゃ、ダメ！』ってね」

　私は詳しくないのでお二人にお聞きしたいのですが、健康診断って、人が健康かどうかを調べるために行われるんですよね。

　「はい、そうですよ」

　で、「健康診断」って、単語としては結構長いので「健診」って略したんですかね？

　「たぶん…」

　では、なんで「健診」でなくて「検診」なんでしょう？

　（再びサキが話に入ってくる。「マスター、ちょっと、話していい？　私は、健康状態を確認することが目的なら「健診」、特定の病気にかかっているかどうかを確認することが目的なら「検診」って使い分けていますけど」）

　でも、私が日本のある大学に勤務していた頃、毎年の健康診断は「定期検診」って呼ばれていましたよ。学生は4月に「健康診断」は受けていましたが。サキさんやコトハさんのように医療福祉専門分野のプロは明確に区別され

ているのかもしれませんが、一般的にはそうでもないのかな、というのが印象です。

「確かに…」

　あくまで私個人の印象ですが、しかも私は哲学者で医療関係者ではないので間違っていたらお許しいただきたいのですが、「自分が健康かどうか、自分の感覚的なことも含めて、グレーゾーンの領域を広く取った判断が許される」のが「健診」で、「正常な数値から外れていないかどうかを検査で厳密にチェックし、異常を見つけることを目的とする」のが「検診」なのではないかと思っています。しかも、「世の中の流れ」は知らないうちに「健診」から「検診」一辺倒に移行しているような感じを受けます。

　「マスターの言いたいことが、ちょっとわかってきました。たぶん、**本当は自分自身で判断するはずの『自分が健康かどうか』っていうことが、この20年くらいの間に、他人が客観的な基準を用いて検査し、『正常とされる値』から外れたら『不健康』と判断されるようになっちゃったことが心配…ってことですかね？」**

　コトハさん、ありがとうございます。そのとおりです。

　「でも、マスター、そのご見解は、半分はあってて、半分は『ちょっと違うかも』って私は思います」

　コトハさんの考えを是非教えてください。

　「私の限られた知見と印象の範囲内ですが、「健康」の定義の流れは、世界的には身体的・精神的に『完璧な状態』より『自己実現』を目指す方向に変わってきているかなって思います。つまり、マスターのおっしゃったこととは、流れ的には逆ですかね。全人的医療を提唱されている永田勝太郎医師は、確か『目指すべき健康状態』を『よく食べられ、よく眠れ、排泄に支障がなく、疼痛がなく、たとえあっても苦痛にならず、心理的に安定し、職場や家庭・学校といった社会環境において十分その役割を果たすことができ、生き甲斐をもって充実した日々をおくれること』[1]と定義されていたと記憶しています」

　（サキが「検査なんて、詳しくやればやるほど『異常値』は出てきちゃうからね」とつぶやく）

　お二人とも、ありがとうございます。まさしくそこの部分なんですよね。私もこだわりたいのは…。私は、これは本当に個人的な考えですが、「健康」かどうかを判断するときに、検査結果の数字は参考にはしますが、やっぱり最終的には「健康かどうかは自分で判断する」というような、言い換えれば、**「健康かどうか」を判断する最終的な決定権は自分で握っておきたい**、と思うんですよね。

2.　自分の価値観や信念が世間の主流と違った場合にどう対応するか？

　「マスター、お話の最中にごめんなさい。この鴛鴦茶、ものすごくおいしい。香港の屋台で飲んだのと同じ味！」

　（サキも、親指を立てて「グッド！」のサインを送ってくる）

　それは、ありがとうございます。そうだ、コトハさん。香港で鴛鴦茶をお飲みになったのは、屋台の他にどこですか？

　「えっと、ファミレスみたいな大衆食堂だったかな」

　ですよね！　鴛鴦茶は高級レストランやホテルでは飲めません。これ、実はこれらを混ぜただけですよ（と言って、マスターがインスタントコーヒーの瓶と紅茶のティーバッグ、コンデンスミルクを取り出す）。

　「え〜っ！　それらを混ぜただけですか‼」（と驚く二人）

　そうです。ホテルや高級レストランで飲めないのは、やはりイギリスの「ティー文化」が根強く残っているからかなと私は推測しています。「紅茶にコーヒーを混ぜる？　ついでに練乳やゼリーを混ぜる？　そんなのは邪道だ‼」というわけですね。日本でもパウダー型のミルクティーの素がありますから、インスタントコーヒーと混ぜて「鴛鴦茶」の素はすぐに作れるはずです。でも仮に作られても、ホテルの各部屋に備え付けられているサービスで多種類の紅茶がティーバッグで飲めるように備え付けられている木箱に置かれることは、まずないでしょうね。それは、彼らのイギリスの「ティー文化」へのこだわりを否定することになってしまうので…。

　「そう言えば、今思い出しました。マスターにお土産として買ってきた『南

華足球隊』のユニフォーム、現地でこのユニフォームを薦めてくれた友人が、『南華足球隊は実力も伝統もある名門クラブだけど、2017年5月をもって自主的にトップリーグである香港プレミアリーグから降格することを選んだ』[2]って言ってました。理由は『若手育成』だったそうですが、若手の育成はトップリーグに所属していてもできるはずなので、ビジネス志向になったトップリーグを批判する姿勢を示したかったのでは？　という噂も生じているそうです」

　コトハさんは、時々とてもマニアックなことにお詳しいですね。もちろん私もその情報はよく知っています。そういう、なんて言えばいいんですかね、**「大きな主流に反する動きであっても、信念を持って乗らない」**っていうところは、本当に、イギリスの「ティー文化」を守り抜こうとする信念と共通する部分があるかもしれませんね。

　「あれ、褒められてるのかなぁ。なんか『マニアック』とか言われちゃった…」

　いやいやいや、本当に心の底からの「褒め言葉」ですよ。悪意はゼロです。

　「だったら、もうちょっとマニアックぶりを…。実は私は浜松に住んでいたことがあるんです。永田医師を知ったのも永田先生がまだ浜松医大にいらした頃です。実はその頃から私は本田技研工業サッカー部のサポーターなんですよ。選手は基本的に全員本田技研工業株式会社浜松製作所の社員です。日本最高峰のアマチュアリーグであるJapan Football Leagueでも最多連覇記録を持っていますし、実力はJリーグ所属チーム並みですが、Jリーグへの参入はしませんでした。いろんな事情があるんだとは思いますが、会社としては『Jリーグを目指すということはなく、あくまで企業スポーツとして考えてます』[3]っていうスタンスで…。やっぱり、**「独自の価値観を大事にする」「世間の主流に流されない」「自分たちの信念に誇りを持って、曲げない」**っていうところは、マスターが言ってた「イギリスのティー文化」に通じるところがあるかな」

　ヴンダーバー！（ドイツ語で「素晴らしい！」）すごいですね。もう何も言うことはありません。コトハさんの豊富な知識と慧眼に敬服です。

　（サキが「マスター、慧眼（けいがん）って何？」と聞く）

　あ…、すみません。「よく本質を見抜いているな」と言いたかったのです。

生きているといろいろなことに自信を失ったり、世間の時流から外れてるかなと思うことがあります。長く生きていればいるほど、そうした悩みは増えていきます。でも、そんなときに、**無理に世間の動向や新しい価値観や常識に染まっていく必要はないと私は思います。愚直に、「時代遅れ」と言われても、自分の価値観やこだわりを大事にすることはとても重要なこと**だと思います。

「そっか…。ご年配の患者さんの中には、結構意地っ張りな人も多くて、ちょっと大変だなと思うことがよくありますけど、もしかしたら、『早く治る』とか『動かなくなったところが動くようになる』とか『できるようになる』とか、私たち**医療従事者が重要だと考えている価値観よりももっと大事な強い信念をお持ちなのかもしれませんね。そういう方に接するときは、やっぱりまずそういう信念を、私たちが否定するのではなく、尊重して敬意を払って、理解しようと努めることが大事**ですよね」

そう思います。

（サキが会話に入ってくる）

「マスターさぁ、前にコトハに『認知症の患者さんに計算ドリルとか漢字の書き取りをさせるのって、マーケティング戦略だよ』と言われたことがあって、そのときは『コトハはいちいち物事を難しく考えるな』って、正直ちょっと面倒臭く思ったけど、言われてみれば、なんか金儲けの戦略に私たちって、乗っけられてる部分あるよね？」

鋭い指摘ですね…。

「例えばさ、制汗スプレーとか、私、別にそんなに体臭が強いほうじゃないけど、毎日使ってるもん。特に夏とか、『自分が臭うかどうか』に関係なく、習慣でシュッシュッてやってる。でも患者さんの年配のおばあちゃんとか、そんなの絶対やんないからね。『そんなの、やる意味ない』って思ってるんだろうし、冷静に考えれば、自分でもやる意味ないと思う！　企業の戦略に踊らされてるだけかもね、確かに」

“影響はされても「魂」は売り渡さない”っていうことが大切かもしれませんね。それから、時々「あなたのために」って冠をつけていろいろ勧めてくる人がいますが、本当に**「あなたのための『あなたのために』」なのか、「私のための『あなたのために』」なのかを、見極めることも大切**だと思います。

（「あー、浜松時代の話をマスターとできるとは思わなかったな…」とコトハ）

「マスター、もしよかったら、鴛鴦茶の作り方って、教えてもらうことできます？」

もちろん。「サキさんたちにそう言われるかな」と思って、もう用意してありますよ。このバッグに材料と一緒に入っているので、ご自身で作って同僚の方に振る舞ってあげてください。うちでは基本的にインスタントコーヒーは使わないので差し上げます。それから、この南華足球隊のユニフォーム、お客さんが見ることができるようにここのカウンターの横に飾ってもよろしいですか？

（「うわっ！　うれしいなぁ」とコトハが言う）

「マスター、いろいろありがとう。またお邪魔するね！」

お二人とも、特にコトハさん、まだしばらくはお体を大事にしてください。またお越しくださいね。ありがとうございました！

❯❯ 引用文献 ･･･

1) 永田勝太郎：新しい医療とは何か．日本放送出版協会，1997，pp13-20
2) 日刊香港ポスト 2017.6.7 版「名門『南華』がプレミアリーグから撤退」
3) 宇都宮徹壱：サッカーおくのほそ道―Ｊリーグを目指すクラブ目指さないクラブ．カンゼン，2016，p27

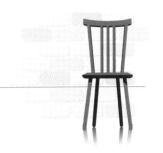

第7章
無愛想な治療者

　作業療法士のサキと、言語聴覚士のコトハは、患者のことをたびたび話すうちに、一緒に食事をするようになった。その日はサキが「コトハって仕事熱心だけど愛想ないよね」と言うと、コトハは「愛想ってそんなに必要？」と言った。サキは、自分が学生のときに、レクリエーション実習とか、グループ指導法の演習をしたことを話した。相手がどう感じるか、少しでも気持ちよくなるような言動を心がけることが大切なのだと力説した。するとコトハは、「私、レクリエーションとか苦手。なんだかかゆくなっちゃう。大げさに動いたりして、よくやるなぁって思う」と、興味がなさそうだ。サキは、「対人援助職ってサービス業よね。コトハみたいな白けた態度が、相手にどんな影響を与えるかを考えたほうがいいと思う」と、ちょっとむっとした表情になった。コトハは、「そういうの嫌だから、部屋の中でマンツーマンで言語療法してるの。作業療法みたいに、いつも明るく楽しくっていう仕事じゃないもん」と冷静だ。

　そこに、リクとナミがやってきた。サキとコトハが、医療従事者に愛想は必要かについて話していると聞き、ナミは看護師たちの話を始めた。「無愛想な態度ってだめだなって思うけど、愛想だけよくて仕事できないほうがだめだよ。一緒に仕事するとイライラする。でも、いちばん嫌なのは、人によって態度を変える人。気に入ってる患者には優しいのに、そうじゃない患者にはすごく素っ気ないの」。ナミの口から、さまざまなエピソードが飛び出した。意見を求められたリクは、「いいんじゃない、それぞれで。個性なんだから」と言った。ナミは「人間的に成長する努力は、みんなに必要でしょ」とリクをにらんだ。そこへソウタがやってきた。ソウタはサキから、今までの話の概要を聞いた。無言のソウタに対してサキは、「ソウタって、自分の意見言わないよね」と少し責めるように言った。

　サキは、医療や福祉の専門職は、当事者にとってよいことをしなければいけないのだから、当事者への影響をいちばんに考えるべきだと思っている。無愛想な態度はサービスの効果を低下させるに決まっているのだから、絶対避けるべきだ。

　コトハは、サキが熱く語るのを聞くのは嫌いではないが、賛成する気にならない。どのくらい愛想がいいかによって、効果が左右されるサービスは科学的じゃないと思う。最適な手順で行えば、誰が実施しても同様の効果が期待できるサービスを提供するべきだ。

　ナミは、愛想というより、人間性が大切だと思う。相手によってころころ態度を変えるのは最低だ。自分の欲得で態度を変えるのこそ最低だ。信念を持って、高い志で仕事をすることが求められている職業を、私たちは選んだのだから、人間的成長を忘れてはいけないと思う。

　リクは、自分の考えを主張して、相手を説得しようとする人たちの気持ちがわからない。性格はそうそう変わらないし、好みも人によって違うから、何が正しいってみんなで一斉に決めようってことに無理があると思う。他人がどう思うかわからないから、とりあえず、自分がよければいいって、みんなが思うような世の中が理想だ。

　ソウタは、みんながばらばらなことを言うと困ってしまう。どこに落としどころがあるんだろうと、一生懸命探している自分に気がつく。ソーシャルワーカーは調整する仕事だから、こんな考えになったのかもしれない。自分の意見を言えと迫られるけど、みんなが円満になることを優先してるって、自分の意見じゃないのかなと思う。

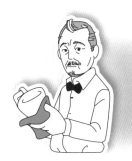

「ブレンドコーヒー」と聞いて、皆さんはどんなことを思い浮かべますか。コーヒー通じゃない人が飲むもの？　個性的なコーヒーが苦手な人が飲むもの？　あるいは、店で余ったコーヒー豆の雑多な寄せ集め？　どの答えも○と言えば○ですし、△と言えば△なのですが…。私が「ブレンドコーヒー」と聞いて、真っ先に思い浮かべるのは「自然界には存在しない未知の味」です。「ブレンドコーヒー」は、たとえて言えば、果物や野菜などの品種改良種のようなものかもしれません。多くのカフェや焙煎専門店では万人受けするような無難な穏やかな味を作り出しているのですが、私の店では…、お？　お客さんがいらしたようです。

1. 医療従事者に愛想は必要か

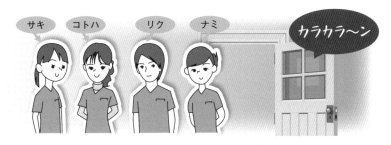

　あら、コトハさんにサキさん、いらっしゃいませ。お久しぶりですね。コトハさん、3か月ぶりくらいですか？　お元気でしたか。
　「元気といえば元気だし、元気でないといえば元気でないですけど…」
　そうですか…。サキさんもようこそ。
　「マスター、こんにちは。ごめんなさいね、なんかコトハが無愛想で」

　いいえ、とんでもないです。今日は何になさいますか？

　「香りは甘く立ち上ってくるのに、強い酸味が全面に出てくるようなブレンド、もしご迷惑でなければ作っていただけませんか？」

　もちろん、お安いご用です。では…、モカマタリをベースにして、ちょっとうまくブレンドしてみましょう。コトハさんは？

　「同じので…」

　はい、承知いたしました。

　「コトハは、やっぱりいつも無愛想よねぇ。ねぇ、マスター、ちょっと立ち入ったことをお尋ねしてもよろしいですか。マスターは、どういうタイプの方が好みなんですか？」

　ご質問の意図がよくわかりませんが、私は相手が男性であっても女性であっても、笑顔に曇りがある人は素敵だと思いますね。

　「笑顔に曇りがある人…、ですか。全然わかんないなぁ。それはなぜですか？」

　人間の心の底にある「闇」の底知れぬ嫌らしさを実感した経験がある人でなければ、曇りのある笑顔は作れないからです。

　「笑顔は『作るもの』なのかぁ。私の考えとはちょっと違うなぁ」

　お差し支えなければ、サキさんに逆にお尋ねしたいのですが…。サキさんはどういう方がお好きなんですか？

　「う〜ん、私は愛想がよい人がタイプかな？」

　それは恋人として？

　「いや…、彼氏に限らず、友達や上司や店員さんやバスの運転手さんなど、どんな人にでも求めてしまうかもしれません」

　面白いですね。ちょっと、この話題について、もう少しお話したいのですが…。「愛想がよい」っていうのは、そんなに大切なことですか？

　「あれ？　マスター。この話って、昨日コトハと熱い議論になったことなんですよ。うれしい偶然！　『愛想がよい』ことって、私はとても重要だと思います。患者さん相手に無愛想な態度を取ってたら、円滑なコミュニケーションも取れなくなるじゃないですか。やっぱり私たちは常に『社会的弱者』の立場に置かれている患者さんのことを第一に考えるべきですよね。相手が少しでも

気持ちよくなるような言動を心がけるべきで、コトハみたいにいつも白けたような態度をとるべきではないと思います」

　（コトハが「『〜べき』『〜べき』って…、なんかうっとうしいなあ。『患者＝社会的弱者』って勝手に決めつけているし…。『自分の考えが、疑いの余地もなく正しい』と信じ切れるあの能天気さは何なんだろう…」とつぶやいて、ズズッとコーヒーをすする）

　サキさん、ちょっと質問です。サキさんが薬指の第一関節を骨折してリハビリを始めるとき、「愛想がよいセラピスト」と「愛想が悪いセラピスト」のどちらに面倒を見て欲しいと思いますか？

　「当然、『愛想のよい』セラピストです」

　では、「愛想はよいけど、リハビリの腕は悪いセラピスト」と「愛想は悪いけど、リハビリの腕はよいセラピスト」だったら？

　「難しいですね、『リハビリの腕は多少悪くても、愛想がよいセラピスト』のほうかな？」

　そうですか。それなら、「非常に無愛想だけど、完全に薬指が元通りに動くようにできる技術を持っているセラピスト」なら？　ご存じのように、釈迦に説法だとはわかっていますが、薬指の第一関節が変な形で固まったら、二度と元のようには動きません。

　「マスターの右手薬指、ちょっといびつな形で固まってしまっているからお気の毒です。ドイツにいらした頃は、ビールジョッキを持つのが大変だったんじゃないですか？」

　ご心配くださってありがとうございます。でもジョッキは左手で持つので大丈夫ですよ。

　「そう、マスターの質問への答えですが、『無愛想でも完全に治してくれるセラピスト』かな…」

　ということは、サキさんにとっては「愛想がよい」というのは、医療従事者にとってはいちばん大事な資質ではないことになりますね。

　（コトハが「マスター、私は前からサキに言ってるんですよ。私たち医療従事者にとっていちばん大事なのは、科学的根拠に基づく医療サービスだって、ずっと言ってるのに、サキは愛想とかにこだわるんですよ」と不満そうな顔で

言った）

　「私が言っているのって、そんなにおかしいことなのかなぁ…」

　いいえ、私はおかしいとは思いませんよ。だけど重要なのは、誰かに接しているときにいったい「何として」その人に接しているか、です。警察官として人質を取って立てこもっている凶悪犯と対峙しているときは、重要なのは愛想ではなく、人質が無傷のまま犯人を逮捕することです。結婚式の際、新婦として列席した参列者に挨拶をするときは、招待者として感謝の気持ちを込めて愛想よくすることが重要になります。要は、「愛想のよさ」は、常に重視される資質ではないかもしれない、ということです。

　「マスターのおっしゃってることは理屈としてはわかるけど、なんとなく納得がいかないんですよね。だって、マスターはカフェのオーナーだから、いちばん大事なことはお客さんが絶対においしいと思うコーヒーを提供することかもしれないけど、私はコーヒーが多少まずくても、こうやって穏やかな笑顔を浮かべながら私のとりとめのない話に、ちゃんと付き合ってくださるマスターの人となりが大好きですから…。」

　おや、モカマタリの香りのような甘い話になってきましたが。

　―カラカラ～ン（扉のベルの音）―

　（ちょっと荒っぽく扉を開けて、ナミとリクがやってきました）

　あら、ナミさんとリク君、いらっしゃいませ。

　（「こんにちは、マスター！　あれ、サキとコトハじゃん。あんたたち、居たの？　あ、すご～い、いい香り！　マスター、サキたちと同じコーヒー、私たちにも煎れてくれる？　リクの分もね」とナミ…。そのまましゃべり続ける）

　「ねぇ、マスター。サキやコトハと何の話してたの？　また辛気くさい理想論で盛り上がってた？」

　人生に関わる話で「辛気くさい＝気が滅入る」ものは、少なくとも哲学者にとっては皆無ですね。私はサキさんやコトハさんとの会話をとても楽しんでいました。

　「マスター、ごめん。ちょっと調子に乗っちゃった。で、何の話をしてた

の？」

　はい、わかりやすく言えば、「医療従事者に愛想は必要かどうか」という話です。

　「何それ〜、やっぱり辛気くさいじゃん。それ、前も私たちで議論になったことがあるのよ。で、どういう方向に話が進んだの？」

　（サキが「愛想のよさも大事だけど、最重要な資質ではない。医療従事者なら、最も大事な資質は、きちんと患者さんに専門的知識や技術を駆使して、よりよい状況を作ることに貢献することかなっ…、というところまで話したときに、ナミたちが来たのよ」と答える）

　「サキはやっぱりサキだよねー。それって、前に話したときの結論と同じじゃん！　私はあのとき、確か『愛想も確かに大事だけど、いちばん重要なのは仕事ができるってこと』って言ったよねぇ…。マスター、人の資質の話をするのなら、むしろ重要なのは、『愛想のよさ』よりも『人間性のよさ』じゃない？」

　ん？　「人間性」ですか？　また、不思議な言葉が出てきました。「人間性のよさ」って、ナミさん、具体的には何を意味しているのでしょうか？

　「そりゃあ、すべてひっくるめて『いい人』が兼ね備えている条件のことよ」

　なるほど。「いい人」とは、うまい表現を使いましたねぇ。そう言えば、私の友人が「フウガドールすみだ」という、日本フットサル連盟が運営するフットサルの全国リーグ「日本フットサルリーグ（F.LEAGUE）」に加盟しているチームで活躍しているんですけどね。このチームが以前、運営スタッフを募集した際、応募条件として「クラブ運営やイベントの企画に興味がある」「主体的に行動できる」といった実利的なものの他に「いい奴」を挙げていたことを思い出しました[1]。

　「それは、ちょっと抽象的すぎるでしょ。『応募条件＝いいやつ』って…、大雑把すぎてダメだよ」

　でも、一緒に居るととても心地よい素敵な方たちが、実際に応募してきてくれたそうですよ。

　「ふ〜ん」

　私が言いたいことは「愛想がよい」とか「人間性がよい」とかは、自分が決めることではなく、他人（相手）が決めることだ、ということです。

　「まぁ、それはわからなくはないけど…。『俺は人間性のよさだけが取り柄だ』って言って、いっつもナンパばっかりしている最低な奴が同僚にいるからね。でも、マスターにしては、ありきたりのことを今日は言ってるね」

2.「私が私であること」を決めているのは誰？

　私はいつもありきたりのことしか言っていませんよ。「愛想がよい」とか「人間性がよい」ということは他人が決めるのと同様、ナミさん、「あなたがあなたであること」を決めるのも、実は他人なんですよ。

　「出た〜っ！　マスターの屁理屈！　やっぱり、ありきたりじゃなかったね。お言葉を返すようだけど、マスターが、私のことを私と認めてくれようがくれまいが、私は私です。例えば、マスターが私のことを『君はジャガイモだ』って言えば、『私＝ジャガイモ』になるわけ？　ないないないないない。ありえない！」

　そうですかねぇ。そんなに不思議なことでしょうか…。では、ナミさんにとって「いつでもどこでも、誰といても、絶対に変わらない自分の部分」って、どこでしょうか？

　「そうねぇ。それは、抽象的な答えになるけど、『自分の「芯」になるような部分』、それは『魂』かもしれないし、時には『信念』かもしれない。もっとボンヤリした言い方で構わないんだったら、『自分が自分であること』かな？」

　きちんとお答えくださってありがとうございます。ナミさんの答えのように、人間は物心がついたときから命が尽きるまで、「自分が自分であることは変わらない」というのが、一般的な考え方かもしれませんね。でも、「自分とは何者か」について何千年にも渡って考え続けてきた哲学の世界には、一般的な考え方とはかなり異なる「自分とは何か」という問いに対する答えがあるんです。この考え方はなかなか刺激的で、もしかするとナミさんには受け入れがたい内容かもしれませんが、ご関心はありますか？

　「ある、ある！　さっきマスターが言いかけていたことを踏まえると『「自分が自分であること」を決めるのは、自分以外の他人』っていうこと？」

　さすが、ナミさん。そのとおりです。例をあげて説明しましょう。私は今、カフェを経営する哲学者として、哲学の世界における、少し特殊な「自分」の捉え方を、なんとかして「哲学の話題に関心のあるお客さん」であるナミさんに理解してもらえることだけを考えながら話しています。「今日の晩ご飯は何にしようかなぁ」とか「ドイツのザールルイに居た頃に仲良しだった画家のマイク・マティスさんは元気かな」などということは一切考えていません。つまり、今の「私」は100％「哲学者」であり、しかも、その私を「哲学者」として存在させてくれているのは、「哲学の話題に関心のあるお客さん」であるナミさん、あなたです。つまり、今「私＝哲学者」であり、「私」を「哲学者」として存在させてくれているのは、「哲学の話題に関心のあるお客さん」であるあなた、言い換えれば、「哲学の話題に関心のあるお客さん」との関係で、私は「哲学者」でいる、と言えます。

　しかし私はずっと「哲学者」でいるわけではありません。夕方カフェを閉めて、近所のグラウンドで、草サッカーチームの仲間たちと練習試合をしているとき、「私」は100％「サッカーチームのフォワード（攻撃的ポジションのことですが、ドイツ語では「アングリフ」ですね）の選手」です。ゴールを奪えるチャンスが来て、シュートを打とうとしているとき、「そういえば、昼間カフェでナミさんと話していたときの発言は、ちょっと誤解を招いたかなぁ」なんてことは決して考えません。私の頭の中は「ゴールにシュートを決めること」だけでいっぱいです。この場合、「私＝サッカー選手」であり、「私」を「サッカー選手」として存在させてくれているのは、「チームメイトや対戦相手の選手や審判員」ということ、言い換えれば、「チームメイトや対戦相手の選手や審判員」との関係で、私は「サッカー選手」でいる、と言えます。

　「うん、わかるよ、マスターの話。ここまでは」

　ありがとうございます。つまりですね、「いつでもどこでも、誰といても、絶対に変わらない自分の『芯』になるような部分がある」というナミさんのような考えに基づく自分の捉え方を「絶対的自分」と言えるなら、「いつでもどこでも、誰といても、絶対に変わらない自分の『芯』などなく、他人との関係

でその都度生じる役割を果たしている自分しかない」という考え方に基づく、今私がお話してきたような自分の捉え方は「相対的自分」と言えます。

「で、どっちが正しい『自分の捉え方』なのかな？」

（リクが「ナミはすぐに白黒つけたがるからなぁ。『何が正しいか』なんて、結局誰にもわかんないよ、人それぞれだよ…」とつぶやく）

リク君、ナイスフォローです。感謝します。どちらが「正しい」のか、私にもわかりません。そして、どちらが正しいかを議論すること自体、あまり意味がないことかもしれません。ただ、「自分が自分であることを決めるのは、他者である」しかも「他者が決めた自分が、今この瞬間、自分のすべて」、ちょっと哲学的な言い方をすれば「他者との関係の中でしか、自分は自分でいられない」という考え方[2]を知れば、少しだけ、今自分が置かれている状況を客観的に見るきっかけになるかもしれませんよ。

「なるほどね。マスターの話は、だいたいはわかった。『愛想のよさ』とか『人間性のよさ』はそもそも自分が決めることじゃない、他人が判断することなんだ。でも『自分が自分であること』は『自分が決めることなんだ』って疑いもなく思ってるかもしれないけど、その疑いようもない『自分が自分であることを決めるのは自分』っていう考え方も、もしかすると違っているかもしれない。『自分が自分であることを決めるのは「他人」かもしれない』っていうこと…よね？」

さすが、です。そのとおりです。

3.　誰もが同じように捉えられるものなどない？

「でもさ、もしマスターの言うとおりなら、世の中には『誰もが同じように捉えられる物』なんてないことになっちゃうよ。え？　まさか、マスター、そういうことを言いたいわけ？」

まぁ、だいたい、そんなところですかね。

「でも、誰が見たって、このモカマタリは焦げ茶色だよ。カップは白だよ。サキもコトハもリクも、そう見えてるよね？」

（三人ともうなずく）

　ナミさん、突然ですが、虹の色って何色ですか？

　「あ、マスター、議論から逃げた？　コーヒーの色の話と関係ある？」

　もちろんです。答えてください。

　「7 色よ、基本的には」

　7 色の内訳も教えていただけますか？

　「えっと…、確か、上から、赤・橙・黄・緑・青・藍・紫だったんじゃない？　ん？　青と藍色って逆だった？」

　素晴らしい。その通りです。青と藍色の順番も間違っていませんよ。でも確かに実際に虹を見たときに、実は青と藍色の区別はつけにくいかもしれません。ですから、「6 色」と答える人がいても、「まあ、6 色でも間違いじゃないかな」と思うかもしれませんね。

　「確かにねぇ。虹は色の境目がグラデーションになってる感じだから」

　では、ナミさん、虹の色の数は「5 色」「4 色」、さらには「3 色」と答える人がいたら、どうでしょう。

　「う～ん、『5 色』の場合は『紫＝藍＝青』と見る？　『4 色』の場合は、『紫＝藍＝青』に加えて『赤＝橙』と見れば見れないこともないかも。でも『3 色』はありえない！」

　（その場にいた、サキ、コトハ、リクもうなずく）

　「3 色」の場合はおそらく「4 色」の見え方に「黄＝緑」が加わるはずです。仮に「3 色」と答える人がいたら、ナミさんは「色を正確に識別することが難しい病気なのかな」と思うかもしれません。でも実際「虹の色は何色？」とドイツ人に聞けば多くの人は「5 色」と答え、インドネシアのフローレス島に住む人は「4 色」と答え、台湾のブヌン族の人たちは「3 色」と答えます[3]。

　「ふーん…」

　さて、では、ドイツやインドネシア、台湾の人々は、色を正確に識別することができないのでしょうか。そんなことはありませんね。逆に台湾のブヌン族の人と一緒に虹を見て「あー、きれいな 7 色だねぇ」と言ったら「え???　な、7 色ってどういうこと？　何をどう見れば、この 3 色が 7 色に見えるの？　今日のあなたはひどく疲れていない？」とビックリされるでしょう。

　「インドネシアの人と、ゆっくりと虹を見て語り合えたら、それはそれで、

74

ちょっと幸せだけどね」

　この事例から以下のことが言えそうです。それは「虹を7色と認識する人にとっては、実際に虹は7色として存在し、虹を3色と認識する人にとっては、実際に3色として存在する」ということです。「そんな、馬鹿な…」と思いますか。「じゃあ、虹は7色でもあり3色でもあるということ？」と聞かれれば、「はい、そのとおりです」としか答えられません。

　「きたきた！　マスターの屁理屈!!」

　屁理屈ではありません。「屁理屈」とは「筋の通らない言い分」のことですが、私の話は筋が通っているはずです。でも、どうも納得してもらえていないようなので、別の例をあげてみましょう。もう少しお付き合いください。

　「マスター、話をさえぎってゴメン。自分で煎れるから、モカマタリ、お代わりもらっていい？」

　もちろん、どうぞ。ご迷惑でなければ、私の分も煎れてください。

　（リクが「僕、やりますよ」と言って、カウンターの裏に回る）

　リク君、どうもありがとう。さて、ナミさん、あ、サキさんやコトハさんもご一緒に以下の文字を読んでください。

　（マスター、テーブルの上に置いてあった紙ナプキンを1枚引き出し、そこに以下の文字を書く。「김치찌개」）

　「ハングル文字かな？　でも、なんて書いてあるかはわかんない」

　（サキもコトハもうなずく）

　そうですね。ハングルを理解できなければ、奇妙な記号にしか見えないはずです。では、以下の文字は読めますか。

　（マスターは、先ほどの紙ナプキンの余白に「みかん」と書く）

　「み・か・ん、よね？」

　はい、おっしゃるとおり、mi-ka-n です。もう一つお尋ねします。皆さんが平仮名を認識できるようになる前の、2歳頃のことを思い出して「みかん」を読んでください。できますか？

　「みかんは『みかん』以外、無理でしょ！」

　そう、無理でしょう。正確に言うと、疑似体験は可能ですが…。「みかん」と紙に100回書き続けていると、60〜70回目あたりから、「みかん」が奇妙な

ヒモの羅列に見えてくるでしょう。

　「あー、何だったっけ、それ、大学の心理学の授業でやったわ…。あ、『ゲバルト愉快』？」

　惜しいですね。ゲシュタルト崩壊（の一種）ですね。「ゲヴァルト」はドイツ語で「暴力」の意味ですよ。「ゲバ棒担ぐ」とか…、もう今の若い人にはわからないでしょうね。ま、それはさておき、実は「みかん」をmi-ka-nと読めるのは、世界中の人々の中のたった2％弱の人たちです。世界の98％以上の人々は「みかん」をくねくねしたヒモ状の記号としか見ません。つまり「みかん」は「mi-ka-n」であると同時に「くねくねしたヒモ状の記号」でもあるということになります。

　「わかってきたよ、マスター。ということは、最初の話に戻ると、『このコーヒーは焦げ茶色』かどうかなんてわからないし、『カップは白』かどうかもわかんない、ということね」

　そのとおりです。世の中には、「絶対的なものの見方」など存在しないのかもしれません。たとえ、それが五感で認識できるものであったとしても。五感で認識できるもの（見たり、聞いたり、触ったりできるもの）にさえ絶対的なものがないのであれば、もはや人の考え方にも絶対的なものはないということは容易に想像できるでしょう。

　（リクが「お待たせしました」と言ってコーヒーを持ってくる。そして、「マスターの今の話、よくわかります。だいたい、価値観も好みも人によって違うんだから、例えば『何が正しいか』を決めること自体に無理があると、僕も前から思ってたんで…」と言う）

　ありがとうございます。う〜ん、なかなか微妙な味ですね。でも、リク君の思いやりの味がします。

　「マスター、それさぁ、結局『いまいち、おいしくない』ってことじゃん。ところで、さっきのハングル文字は、なんて書いてあったの？」

　あ、失礼しました。お答えするのを忘れていました。上で例をあげた「김치찌개」は「キムチチゲ」です。ハングルを理解できない人にとっては「奇妙な記号」にしか見えないかもしれませんが、朝鮮半島在住の多くの人々にとっては、これは「キムチチゲ」以外に認識しようがありません。

「そっか…。『その考えは絶対に間違っている』『あの人の考え方は完全におかしい』と感じることがあったら、今日のマスターの話を思い出してみよっかな…」

4. よりよいチームとは

（リクがマスターの横に座り、話かけてきた。「マスター、ブレンドコーヒーを作るときって、どのようなことに気をつけているのですか？」）

面白いご質問ですね。なにかありましたか？

「いや、今コーヒーをカウンターで作らせてもらったのですが、ふと思ったんですよ。1種類のコーヒーでも同じ味を出すのは難しいのに、数種類をブレンドしたコーヒーなら、味が毎回違ってしまうんじゃないかって…」

いやいや…。リク君とコーヒーの話をすることができるとは思っていませんでした。

「こないだ、友人のソウタが言ってたんですよ。『みんながバラバラなことを言うときって、どうすれば落としどころにたどり着けるんだろう？』みたいなことを」

なるほど。でも、みんなバラバラのままでいいんじゃないですか。「融合」しなくても「調和」していれば…。

「確かに、それはそうなんですけど…。僕たちは、いつも医療従事者でチームを作って動くんですけど、そこで職種や個人の考え方の違いによって、よく衝突が生じるんです。時には、時間がなくて、バラバラのまま動いてしまわざるを得ないときもある…」

リク君は「チームって何？」と聞かれたら、どう答えますか？　いささか抽象的な質問で恐縮ですが、要は「チーム」＝「個人の集合体ではなく、チームそのものが『個』」、それとも「チーム」＝「個人という最小単位が多数集まった集合体」、どっちでしょう、という質問です。

「僕は、チームとは、後者の『個人という最小単位が多数集まった集合体』だと思っています」

なるほどね。であれば、チームの構成員たちそれぞれが独自に判断を下しな

がらチームのあるべき姿を常に探っていくことを求められることになりますね。

　「マスターは、前者後者のどちらが『チーム』だと思われますか？」

　どちらがよいとか悪いとか言うことはできませんが、私はサッカーが好きなので、スポーツチームの場合を想定すると、前者が強調されるほうが多いかもしれませんね。例えば、サッカーは 11 人で 1 チームですが、フランチェスコ・グイドリンは、あ、ご存じないでしょうけどイタリア人のサッカー監督で、私の友人です…、「ゲームは 11 人で勝つか、11 人で負けるかのどちらか。個人ではないのさ。チームで戦うということなんだ」[4]って言ってましたね。ジダンはご存じ？　非常に能力の高いフランス代表選手でした。彼は「世界最高のサッカー選手を 11 人集めても強いチームができるわけではない。そこに調和がなければね」[5]と以前コメントしてました。このコメントなど「チーム＝最小単位の個」であることを前提とする典型的なものでしょう。

　「ジダン選手のことはわかります。1998 年にフランスで開催されたワールドカップ決勝戦で、相手選手に頭突きをして退場させられて、そのまま引退した…」

　リク君の中のジダン選手の印象が「乱暴者」だとしたら、私はちょっと悲しいですね。人間は誰でも、光と闇の部分を持っています。

　「すみません」

　いえいえ、謝る必要はないですよ。私が言いたいのは、あるべきヘルスケアチームの姿を考えるとき、どちらか片方の考え方だけに基づくのは得策とは言えないということです。両方を踏まえられるのが理想ですね。すなわち、「個々人が調和しながら個々の長所を完全に発揮できるようなチーム」がベストですが、現実には、多くの場合、チームの構成員が個性を完全にすべて発揮することはチームが崩壊する原因となります。では、チームの構成員各人が自分の長所を発揮することを抑えるようなチームがよいのかというと、そんなことはなく、今度はチームが長所を発揮できないことになります。私たちは常にこのジレンマに向き合わなければならないのです。

　「…。なんか、うまくまとめていただいたような感じもしますし、はぐらかされた感じもします」

78

では、最後に1つだけお教えしましょう。私がブレンドコーヒーを作るとき
に必ず心がけるのは、まったく異なる性質の豆を組み合わせることです。「甘
い香りの豆」と「濃い苦めの味がする豆」というように、「甘い↔苦い」「香り
↔味」と、とにかく対立するものを材料に選びます。そして一回性にこだわり
ます。「一回性」とは奇妙な日本語かもしれませんが、「再現不可能」という意
味です。今日この場で、リク君やサキさん、ナミさん、コトハさんと楽しんだ
モカマタリの味はこの場限りのものです。そして皆さんとの会話を楽しんだ時
間もたった一回きりのこの場限りのものです。コーヒーをブレンドすること
も、この人生を他者と生きていくことも、その意味では私にとってはまったく
同じことです。

　「マスター、ありがとうございます。今の話をソウタに聞かせてやりたかっ
たなぁ。今度はソウタも誘って連れてきますね」

　(サキは、「そういえば、この間の〇〇さんの退院時カンファではプライマ
リーナースの意見に押し切られちゃったけど、その前の△△さんのときは私の
意見に担当医が賛同してくれて、結局、〇〇さんも△△さんも無事在宅生活を
送れているみたいだし。その都度誰かの意見に押し切られたり、自分の意見を
押し通したり、あるいはみんなで話し合ってうまく合意が形成されたりしなが
らも、頭の片隅に『何かが絶対正しいとか、絶対間違っているということはな
い』ってことを入れておけばいいのかな。今度ソウタに会ったら伝えてみよ
うっと」と考えていた)(他の三人もそろって席を立ち上がり「ごちそうさ
ま!　マスター」と言う)

　こちらこそ、今日はリク君の個性的な味のコーヒーを堪能させていただきま
した。ごちそうさまでした。またいらしてくださいね!　ありがとうございま
した!

▶▶引用文献
1) フェイスブック「フウガドールすみだ」2014年3月4日付の投稿を参照
2) 和辻哲郎:倫理学.岩波講座 哲学 第二回,岩波書店,1931,p76
3) 2018/08/15「ウェザーニュース」https://weathernews.jp/s/topics/201807/240205/

4）西部謙司：ボールは丸い．サッカーの真理がわかる名言集．内外出版
　　社，2019，p105
5）同上，p120

第8章
地域と病院は違う

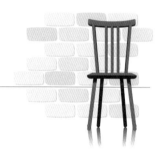

　ナミは病院を辞めて、訪問看護ステーションに勤め始めた。病院では、病気を治療するための仕事だったけれど、地域ケアは病者の生活を支える仕事だ。在宅ケアの現場は、病院とはずいぶん違う。

　藍田さんという老夫婦の家に訪問したとき、藍田さんの奥さんが足の上に何かを落として痛いと言うので、見てみるとずいぶん腫れていた。足の指の骨折かもしれないから病院へ行きましょうと言ったけど、「大丈夫」と言うだけだった。夫は認知症で、糖尿病で、脳卒中の後遺症で左麻痺もあるから、奥さんが介護しなければならない。「そのうちに治るから」と言いながらも、かなり痛そうだ。

　朱田さんは、がんの終末期で余命数か月だ。肺にも転移していてかなり苦しそうだが、入院はしないと言っている。ここで生まれて、ここで死ぬ、悔いのない人生だと言っているが、遠方に暮らす娘や息子は、入院させたいようだ。特に娘は、「もう在宅は無理でしょう。看護師さんから父にしっかり話してください」と言う。朱田さんはナミに、「いざとなったら、安楽死をお願いします」などと、冗談めかして言ったりする。

　水川さんは、脊髄小脳変性症という難病で、在宅ケアサービスをフルに使って生活している。これが、水川さんが希望する「自立生活」だ。水川さんは、発症後に離婚し両親の世話になりたくないという思いで、一人暮らしを実現した。訪問看護、訪問介護、ボランティアなど、多くの人が水川さんの家に出入りしている。最近、水川さんが、「何のために生きているのかな」と言った。ナミは、どう返答していいかわからなかった。家族との暮らしを止めて、他人のケアを受けて暮らすことを選んだのは水川さん自身なのだから、これからどう生きるかも水川さんが選ぶしかない。

　その言葉は、ナミ自身にも返ってきた。病院で医学的知識や処置のスキルを

高めたのに、在宅看護では、ほとんど活用できない。病を持ちながら暮らす人々の生活を支えようとナミ自身が選んだ仕事だけど、これから何を目標に何に取り組んだらいいのか。病院で働いていたときは、退院までしか考えていなかったのだと、今になって気づいた。

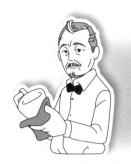

　「カフェ」って、今では日本語で普通に用いられていますが、もともとはフランス語の café またはイタリア語の caffè が原語だとされています。「あれ？『カフェ』は英語ではなかったの？　ではイギリスではカフェはどう呼ばれていたの？」と疑問を持たれた方がいらっしゃるかもしれませんね。イギリスでは、ずばり「コーヒーハウス」と呼ばれていました。イギリスでは前にお話ししたように紅茶のほうがコーヒーよりも先にもたらされたのですが、紅茶にかけられる関税が非常に高かったため、結果的に普及はコーヒーのほうが早かったと言われています。イギリスで最初のコーヒーハウスは 1650 年にオックスフォードで開店し、2 年後にはロンドンでも開店し、一気にコーヒーが広まりました。最盛期には、ロンドン市内に 2,000 店を超えるコーヒーハウスがあったと言われています。イギリスのコーヒーブームは 1720 年代に、紅茶の関税が下げられ、上・中流階級が家庭で紅茶を飲む習慣が始まった頃に終わりますが[1]、コーヒーハウスは、その後予想外に、別の役割を担うようになります。それは「商人たちが群がる経済取引の場」「船舶関係者や株式仲介人が集まる経済情報収集基地」であり、一言でいうと「新聞や雑誌よりもさらに新鮮な生の情報を得るために一日一度は立ち寄らざるを得ないほど重要なキー・ステーション」[2]になりました。世界的な保険会社の「ロイズ」なども、もとはこうしたコーヒーハウスです。コーヒーハウスの存在意義は、もともと「おいしい

コーヒーを飲む場所」だったのですが、今では「おいしいコーヒーを飲む場所」はイギリスやフランスの「カフェ」に取って代わり、「コーヒーハウス」は「情報交流の場」と歴史的視点からしか語られなくなったのは、面白いですね。世の中に存在するモノの存在意義など、当初の思惑からどんどんズレていき、後世の人が決めていくものなのかもしれません。

　おや、お客さんがいらしたようです。

1. 「生きる意味」とは？

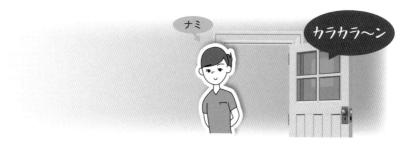

　いらっしゃいませ。おおっ、あららら。ナミさんじゃないですか。いやぁ、本当にお久しぶりですね。お元気でしたか？

　「うん、まあまあね。マスター、全然変わんないよね。えっと、あれ？　前にこんなのあったっけ？　『カリブの神』？」

　ハイチ産の豆です。ブルーマウンテンに似ています。フルーティーな香りは強いですけど、ちょっと「乾いた」感じがします。しつこくないですよ。

　「あ、じゃあ、『カリブの神』で！」

　失礼ですが、ナミさん、うちに来てくださったのは半年ぶりくらいですか？ちょっとお疲れのようですが、お顔を拝見できて、とてもうれしく、ホッとしています。

　「そんなこと言ってくれるの、マスターだけだよね…」

　リク君やソウタ君たちもお元気ですか？

　「あれ、マスターにまだ言ってなかったっけ？　私、半年前に病院を辞めて、今は訪問看護ステーションで働いてるの。だから、最近はリクやソウタにも会ってないよ」

そうですか…。

「ねぇ、マスター、マスターってなんで、哲学者になったの？　そもそも、哲学者ってどうやったらなれるの？　ハローワークで『看護師』募集はあっても、『哲学者』募集とかなさそう…」

おやおや。何だかいろいろとお悩みのようですね。私は、大学時代は文学部哲学科で学んでいました。

「えっ？　ということは、高校生のときから、なんか暗くって、『生きる意味』とか探してたの？」

「生きる意味」と言えば、う～ん、そうなのかもしれませんが。私は人の行為の意味について、よく考えていました。自殺未遂で瀕死の人を助けて、完全に回復させた後、その人が再度自殺を試みてビルから飛び降りて亡くなったとしたら、全力で治療に携わってきた医療スタッフがやってきた「行為」にはいったいどういう意味があったんだろう、とか。あるいは、私はサッカー部に所属していたのですが、強豪校を相手に試合をして頑張って苦労して相手ゴールにボールを入れた後、またボールを真ん中に戻してキックオフ（再開）するときは「いったい、相手陣地内で頑張ってボールをつないでゴールを奪った、あの苦労はなんの意味があったんだろう」って思ったりしてましたけどね。

「なんかさ、マスターの答えって、やっぱりなんか違うんだよね、普通の人と。全然変わらず昔のままのマスターでよかった！　マスター、単刀直入に聞くけど、『生きる意味』って何なんだろう？」

ナミさんもこの半年間にいろいろあったみたいですね。「生きる意味」について、私から言えることは、次の2つです。まず、**「生きる意味」について考え始めた時点で、その人は「生きることに意味を見い出せなくなっている」**ということ。健康に生きている間は「自分が健康であるかどうか」になんてまったく関心はないと思いますが、**不健康になって初めて「健康について考え始める」**のと似ていますね。2つめは、哲学者に**「生きる意味は？」**と聞くと、たいていの場合**「『生きる意味を探す』のが『生きる意味』だ」**と、うまくはぐらかされます。

「ん、ん、ん？　もう1回言って」

「生きる意味を探す」のが「生きる意味」です。

「そんなの、答えになってないじゃん。それ、あれだよ。こないだテレビで
やってた『嘘つきのフェニキュア人が「私は嘘つきだ」と言った。さて、この
フェニキュア人は、嘘つきか、それとも嘘つきでないか？』ってやつと一緒で
しょ。っていうか、そもそも、フェニキュアって、どこ？」

　わかりやすく言うと、中東の、シリア、レバノンの沿岸ですかね。しかし、
よくこのパラドックスをご存じですね。あ、パラドックスは、「正しいよう
で、正しくない説。正しくないようで、正しい説」のような意味ですね。私た
ちも普段よく使っていますよ、例えば、「負けるが勝ち」とか「急がば回れ」
とかね。

「ふ〜ん。そうなんだ。で、『生きる意味』の話には私、全然納得してない
んですけど」

　でしょうね。私もそう思います。はい、どうぞ。「カリブの神」です。お待
たせしました。

「ありがとう。マスター。（香りを嗅いで、一口飲む）あー、なるほどね。
マスターが『乾いた味』って表現した意味がわかった！　確かに、そうとしか
表現できないよね。この豆に、カリブの『神』とつけたセンスにも感動する
よ」

　ありがとうございます。では、「生きる意味」の話に戻りますか。「生きる意
味は何？」と聞かれて「『生きる意味を探す』のが『生きる意味』だ」とはぐ
らかす哲学者が少なくないのは、おそらく「生きることに意味などない」と考
えるからではないか、と推測します。少なくとも、私はそうです。

「あー、いいな。マスターのそういう発言を聞くと、『あー、久々にカフェ
「ヘンプ」に来たなぁ』と実感が湧く〜。患者さんに『生きることに意味なん
かない』なんて、口が裂けても言えないけどね…」

「意味がない」という表現が不快なら、申し訳ありません。「理由がない」
でもいいのですが…。

「いいよ、マスター、気を遣わなくって。一緒、一緒、『意味』も『理由』
も」

　ところで、ナミさん。ナミさんは、なぜ生きているのですか。ナミさんが生
きている理由は何ですか？

「それは…、とりあえず、この世に生まれてきたからよ」

そうですか。ではもう少し掘り下げてみましょう。ナミさんは、どうしてこの世に生まれてきたのですか？　ナミさんがこの世に生まれてきた理由は何ですか？

「うーん、パパとママが出会って恋に落ちたから、かな？」

でも、ナミさんは別にお父様とお母様の間にできたお嬢さんではなく、私と妻の間にできた子どもでもよかったわけですよね。

「そんなの、知らないわよ！　わかんないよ。でも、あっ、それはきっと神様が決めたんだ」

おっと、言い忘れました。「生きる意味」を哲学的に議論する際、「神様」を登場させることはルール違反です。神が登場すると、問題はすぐに解決してしまい、それは「解決していないこと」を意味するからです。今日、この場に「神」はナミさんのコーヒーカップの中にしかいません。

「『カリブの神』しかいないってこと？　マスター、うまいこと言うね!!」

2.　自分が「自分」として生まれてきた理由

つまり…、話を戻すと、「**自分が『自分』として生まれてきたことに、必然性はない**」、簡単に言うと「**自分が『自分』として生まれてきたことに、理由はない**」ということが言えそうじゃありませんか？

「うん。確かにね。『私はたまたまパパとママの子どもとして生まれた。ちょっと時間とタイミングが違ったら、マスターと奥さんの子どもとして生まれていた』ということは言えそうではあるけど…。よく考えると、ちょっと怖い話だね」

ナミさんが、ナミさんのご両親のもとに生まれてきたことに、実は理由はありません。もう少し穏やかで正確な表現を使うと、「理由を見いだすことはきわめて難しい」です。

「マスター、哲学者だねぇ。私の周りにそんな奇妙なこと言う人、いないよ。でも言いたいことはわかる」

ナミさんはもう大人ですし、きちんとした判断ができる年齢に達していると

みなされているはずなので、自分の行動には責任を持っていますよね?

「まあね。泥酔したとき以外はね…。いや、泥酔したときも『そんな、意識も飛ぶくらい呑むなんて、いい大人がすることじゃないでしょ。なんで、そんなグダグダになる前に、"この一杯で今日は終わりにしよう"、って考えてやめることができないの』と、先日ママに怒られたから、『泥酔しないようにする』のも責任のうち、と考えれば、確かにマスターの言うとおりかもね」

でもよく考えると、この世に生まれてきたこと自体、ナミさんの意思ではないですよねぇ。「よし、次は私がこの世に生まれさせてもらえるよう『この世に生まれたい希望届』を書いて出そう」というように自分で選んで生まれてきたわけではないですよね。つまり、自分の意思でこの世に生を受けることを選んだわけではないので、生まれてきたこと自体にそもそも責任がないということになりませんか。つまり、**「生まれてきたこと自体にそもそも責任などないのだから、生まれた後の私の行動にもそもそも責任はない」**と言えませんか?

「そんなこと、考えたこともなかったなぁ」

明るい方向に話を振れず申し訳ないと思いますが、ナミさんは死ぬことに理由ってあると思いますか?

「寿命の場合は、理由はないかな。病気や事故の場合は…、うーん、『理由』というよりは『原因』のほうがシックリとくる言い方かな?」

では、「自死(自殺)」の場合は、どうお考えでしょう?

「自殺は、理由があると思う。何らかの理由があって、この世で生き続けることを止めようと思うんだからね」

本当にそうでしょうか? これは私の個人的な考えになりますが、私には自死にも理由はないような気がします。

「いやぁ、さすがにマスター、その考えには納得できないかも。自殺に理由がなかったら、全然死ぬ気がない私だって、明日自殺しちゃうかもしれないじゃない。そんなの怖すぎるよ」

怖い…ですか? そうかもしれませんね。一般的に、誰かが遺書も残さずに自死したとき、その理由として推測されるのは以下の5つだと言われています。「生き続けることができないほどの肉体的・精神的苦痛があった」「精神的な疾患があった」「人生に対して悲観主義者か厭世(世の中を嫌なものだと

思ってしまう）主義者だった」「薬の副作用等で一時的に普通の状態ではなかった」「天才、文学者、哲学者、芸術家など、一般人のうかがい知れない理由で死を選んだ」[3]の 5 つですね。

「マスターも哲学者だから、最後のところに引っかかるんじゃない？　ちょっと心配…」

古代ギリシャ時代にゼノンという哲学者がいたのですが、あ…、ゼノンはさっきナミさんが言っていたフェニキュア人です、ゼノンは学園での講義からの帰り道につまずいて足の指を骨折したそうです。で、そろそろ自分も死んだほうがいいと考え、自分で息を止めて亡くなったそうです[4]。

「う〜ん、まったく理解できない…。息を止めて自殺とか、哲学者にはついていけないな。ま、私は哲学者じゃないし、そんな死に方はしないから、何も心配してないけどね」

ナミさん！　それですよ、その発想ですよ！　他人が自死を試みて亡くなった後、その理由探しをするのは、「自分はその人たちとは違う。だから死ぬ理由などない＝自分は死なない」と安心感を求めたいからじゃないでしょうか。

「うん、でも人は理由なく死んだりしないからね。理由もなく死ぬなら、さっきも言ったけど私も明日死ぬかもしれないことになる。そんなの、不安でしょうがないよ」

2001 年 6 月に広島で一家が失踪した「事件」がありました。奥さんは失踪当日、中国への旅行に出発する予定で、小学校教諭だった娘さんは前日の授業参観も普通にこなしていました。家族全員の朝食も準備されたままで、まさしく今から「いただきます」という直前に、飼い犬も含めて一家がまるごと消え失せたので、当時は「神隠し」というキーワードで雑誌などでも報じられました。しかし、1 年 3 か月後、猛暑による渇水で近所のダムが干上がったとき、ダム底から一台の車が発見されました。車内からは、飼い犬を含めたこのご家族全員の白骨化した遺体が見つかりました。今では「一家心中」として、この「事件」は処理されています[5]。

「なんで、家族全員で一家心中したの？　借金苦とか病気だったとか、なにか、私たちにはわからないそんなつらいことがあったのかな」

どうなのでしょう。亡くなった人はもう語ってはくれないので、本当のとこ

ろは誰にもわかりません。でも、一つ言えそうなのは、**「人が死ぬ理由はわか**
らない」どころか、**「人が死ぬことに理由などないかもしれない」**ということ
です。朝ご飯の準備をして、ご飯を茶碗に盛り、「いただきます」という直前
に、「そうだ。これから死にに行こう」と思う人もいるし、今日の午後結婚式
で幸せの絶頂のはずなのに死を選ぶ人もいるのです。

「だから『死ぬことにも理由はない』と？」

はい。生き残った者が、**自分自身が安心するために、勝手に他人の自死の理**
由を詮索するべきではない、というのが私の考えです。そして、死ぬことに理
由がない以上、私たち自身もまた、病気にもならず、**今が幸せで充実していた**
としても「明日、死ぬかもしれない」と思って毎日を生きたほうがよいと思う
のです。

「ふ〜ん。私はまだ明日は死にたくないけどなぁ…。そういえば、マス
ター、さっきさぁ、生まれてきたことに理由はないって言ってたよね。で、今
は死ぬことにも理由はないって言ったよね？　もしそうなら、いったい私たち
が今この瞬間にここに存在して、話をして、『カリブの神』を飲んでいる理由
とか、意味って、何なの？」

…。理由も意味もありません。逆にナミさんにお尋ねしたいのですが、**今生**
きていることに理由や意味は必要ですか？

「いやいやいやいや、それは必要でしょ。意味とかあったほうが、人生頑張れそ
うじゃん」

唐突ですが、徳川家康がこの世に存在した意味って何だと思いますか？

「それは、徳川幕府を開いて戦国時代を終わらせ、日本で初めて安定した平
和な社会を作るきっかけになった…、っていうあたりかな？」

本当ですか？　家康はおいしい天ぷらを食べることに、人生の意味を見いだ
していたのかもしれませんよ。

「徳川家康が天ぷらを食べ過ぎて死んだって、高校の歴史の授業のときに聞
いて、『どんだけ、食べたんだ』って唖然としたけど、そっか…、『徳川家康＝
江戸幕府を開いた人』って、後世に生きる私たちが勝手に意味づけているだ
け、といえば、そうかもしれないからね」

おっしゃるとおりです。カフェの起源と同じですね。おいしいコーヒーを飲

んでもらうためだけに作った場所が、社交場になったり、保険会社発祥の場所になったり…、というのは、最初にコーヒーハウスを作った人の思惑とはまったく関係なく、その存在意義や意味が後世の他人によってつけられていくことを、表していますよね。

　「マスター、じゃぁ、『生きていることに、意味も理由もない。死ぬことに理由もない。無理に意味を見いださない』って言うんだったら、私たちは毎日どうやって生きていけばいいんだろ？」

　その問いには、2000年以上、多くの哲学者や倫理学者が答えようとしてきました。元スペイン代表のイニエスタ選手が自身のSNSにあげたラルフ・エマーソンの文章を紹介しましょう。「人生の意味」を考えながらお聞きください。「よく笑うこと。知的な人からの尊敬を得ること。子どもたちに好かれること。正直な批評家から高評価を受けること。見せかけの友の裏切りに耐えること。美しさを正しく理解すること。他人のよいところを見つけ出すこと。この世を少しでもよくして去ること。それは元気な子どもを育て、社会問題を解決することでもいい。そして、自分の存在によって、たった一人でも気持ちが安らいだ人がいることを知ること」[6]。どうですか。エマーソンは、「人生で『成功する』とは？」という問いへの答えとしてこの詩を書きましたが、「生きる意味」でも十分に通用する内容だと思いませんか？

　「ホント！　今日のマスターの話の中で、いちばん『意味のある』話だった（笑）。マスター、ありがとう。私の周りにはこんな話ができる人はいないからね。マスターの存在は貴重だわ。意味あるわー。気持ちが安らいだ！」
（ナミは、藍田さんや朱田さん、水川さんを思い浮かべながら、「私も患者さんからそんなふうに気持ちが安らいだと思ってもらえるような人になれたらいいのかもね」と気持ちを新たにしていた）

　それは、それは。ありがとうございます。「私の存在によってたった一人でも気持ちが安らいだ人がいた」と解釈して、喜ぶことにします。

　「ホント、ありがとう。ちょっとここに来るのは距離的に大変になったけど、チョコチョコ顔出すね」

　お待ちしております。では、また！　ありがとうございました。

》引用文献・・・

1) 長島伸一：情報ステーションの誕生―コーヒー・ハウスにはじまる．松岡正剛（編）：クラブとサロン―なぜ人びとは集うのか，NTT 出版，1991，pp64-65
2) 同上，p72
3) 須原一秀：自死という生き方―覚悟して逝った哲学者．双葉社，2008，p52
4) 同上，p21
5) 2002 年 9 月 8 日付「中国新聞」朝刊
6) FOOTBALL ZONE WEB 2018.08.26.「『それができたら人生は成功』神戸 MF イニエスタが投稿…"心に響く言葉"に反響」https://www.football-zone.net/archives/131007

第9章
精神の病か社会の病か

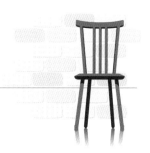

　サキは、学生の頃から興味のあった精神科の臨床で働くことになった。作業療法のルーツは、精神疾患の道徳療法にあるということを心に留め、しっかり働こうと思った。ところが、精神科の臨床は、あまりにも特殊だった。退院促進の政策が示されたとはいえ、何十年も入院している患者たちが退院する場所などなかった。退院するとしても、病棟がリフォームされたグループホームだった。市街地から離れた場所に建つ精神科病院には、独自の時間が流れ、独特な文化があった。作業療法の診療報酬は集団活動に対して支払われるので、時間になると患者たちが、体操や手芸のプログラムに集まってくる。ほとんどの患者は職員によって連れて来られる。

　サキは、一人ひとりの患者に面接をして、目標を決めることにした。しかし、多くの患者は、「何もしたくない」、「わからない」と言う。

　作業療法士の上司に相談すると、「患者さんたちは、自分が何かをしたいって思えるほど、エネルギーがないのよ。あまり患者さんたちを振り回さないでちょうだい。後がたいへんだから」と言われた。ソーシャルワーカーに相談すると、「退院支援チームや地域生活支援チームに配属されたら、あなたのしたい仕事ができると思う」と言われた。

　サキには、毎日無表情で作業療法の集団活動にやってくるこの患者さんたちは、社会から排除され、精神科病院というシステムに取り込まれているように見える。不本意なはずだ。精神疾患を社会から隔離するシステムが機能しているだけだ。何とかならないのか、と悶々とした気持ちが、日に日に強くなっていった。

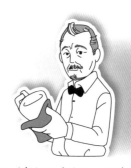

　「ドラセナ・フレグランスマッサンゲアナ」ってご存じですか？　日本では「幸福の木」と呼ばれている熱帯アジア原産の濃い緑の葉が特徴の観葉植物です。私はこの植物が大好きで、2mくらいの高さにしかならないことも気に入って、お店に置いています。でも行きつけの花屋さんの話だと、名前が「幸福の木」なので「枯らせてしまうと不幸が訪れるのではないか？」と気にする人がいて、最近は売り上げが伸びていないとのこと。私なんてもう何鉢も枯らせていますが、別に不幸になったという実感はないのですがね…。その花屋さんによると、最近「幸福の木」に代わって人気が出ているのが「コーヒーの木」なのだそうです。寒さに弱いのですが、「幸福の木」よりも鮮やかな緑色の葉が特徴です。「コーヒーノキ」はちゃんとした属名で、「コーヒーの木」として市場に流通しているのはアラビカ種のコーヒーの木ですが、正式名称は「アカネ科コーヒーノキ属アラビカコーヒーノキ」だそうです。何のひねりもありませんね。「幸福」の人気が衰えて、「コーヒー」の人気が出てくるなんて、世の中の動向はよくわかりません。おや？　お客さんがいらしたようです。

1.「幸せの条件」とは？

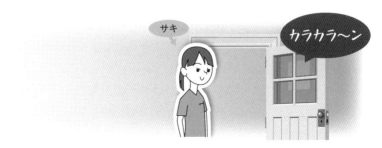

　いらっしゃいませ。おやおや、サキさんじゃないですか！　このところ、来店してくれるお客さんが減ってしまったので、誰かと話すのは久しぶりですね。

　「マスター、こんにちは。久しぶりの話相手が私でゴメンなさいね」

　いやいやいや、何をおっしゃいます。サキさんなら大歓迎ですよ。あ、ちょうど午前中、焙煎が終わった豆がありますので、煎れましょう。サキさんはナッツ系の香りとかチョコレートのような甘みって、大丈夫ですか？

　「はい、もちろん。さっきからお店に漂っているいい香りは、このコーヒー豆だったんですね。これは何ていう名前のコーヒー？」

　ブラジル産のショコラ・ピーベリーです。これはお勧めですよ。ちょっと今から煎れるので楽しみにしていてください。

　「ありがとうございます。ところでマスター、ちょっとお尋ねしてもいいですか。マスターって、何をしているときも幸せそうですよね。普通はお店に来るお客さんの数が減ったら経営が危なくなるかなって心配するだろうし、お客さんが来ないのにわざわざコーヒー豆の焙煎とかしないでしょう？　常にポジティブでいられるコツって、何かあるんですか？」

　ほー…、サキさんは私のことをそんなふうに見ていてくださったんですか。ポジティブ、ねぇ。哲学者の常套手段である「逆質問」を使って恐縮ですが、サキさんご自身は何をやっているときにいちばん幸せを感じますか？

　「う～ん、『いちばん』ですか？　そうですねぇ、冬の寒い日に、結構ちゃんと仕事をして、疲れて家に帰ってきて、シャワー浴びて、ご飯食べて、あっ

たかい布団に入ったその瞬間ですかね？」

　素晴らしい答えです。「安全と安心が保障された環境で身体的・精神的快楽を感じながら、すべてを忘れられる状況に突入する直前」ということですね。

　「マスター、ずっと前から思ってるんですけど、時々哲学者特有の変なスイッチが入りますよね？　そんなふうに言われると、幸せな印象はまったくなくなってしまいますよね〜」

　痛み入ります…、ではなくて、えー、申し訳ありません。でも、サキさんがおっしゃったことの中に、一般的に言われる「幸せを成立させる条件」が含まれているんですよ。「安全と安心が保障されている」「身体的・精神的快楽を感じられる」「過去の失態やストレスを忘れられる」など、ですね。

　「そう言われてみれば、そうかなぁ…。マスター、哲学で注目されている『幸せの条件』って、他にどんなものがあるんですか？」

　「幸せとは何か」は哲学・倫理学の主要なテーマだったので、古今東西、数千年にわたって、哲学者・倫理学者だけでなく宗教家や政治家などさまざまな人たちが論じています。つまり「幸せの条件」は論じている人の数だけある、というのが正確な答えですね。

　「ふ〜ん、私はマスターが考える『幸せの条件』を聞きたいなぁ」

　もちろん構いませんよ。でもその前に、どうぞ、お待たせいたしました。ショコラ・ピーベリーです。今日はお代は不要です。一緒に飲みましょう。

　「うわぁ、すごいアーモンドみたいな香り！　あれぇ？　味はチョコレートのようなコテコテかと思いましたが、すごくアッサリしてますね。このコーヒーと生チョコを一緒に食べたらおいしいかも。私、これ好きです」

　ありがとうございます。お気に召していただけたのなら、うれしいですね。ところで、先ほどのサキさんのご質問への答えですが…。私が考える「幸せの条件」は先ほどサキさんが話してくださった３つの他に「選択肢がある」「未来がある」「自分の価値観を信じられる」を付け加えたものです。

　「面白いです。私の予想では、マスターは例えば『他人と触れ合うことができる』とか『達成感を得られる』というようなことを『幸せの条件』としてあげるのかな、と思ったんですが」

　なるほど。「達成感」ですか。面白いですね。ギリシャ神話に次のような話

があるんですよ[1]。シーシュポスという男が神々をだましたことで罰を受けます。どんな罰かと言うと、「大きな岩を山の頂上まで押し上げて運ぶ」というもの。簡単そうに聞こえるかもしれませんが、もう少しで山頂に着く、というところで岩は山麓まで転がり落ちてしまいます。罰なので何としても大岩を山頂まで押し上げないといけないのですが、何度トライしても岩は転がり落ちるので、シーシュポスは永遠に、無限回この動作を続けることになるんです。ちなみに英語の「Sisyphean labor（シーシュポスの労働）」とは「果てしない徒労」の意味です。

　「嫌ですね、そんなことは。何か穴の空いたバケツで水を汲んでいるような感じですよね。永遠に目的が達成されることがない。う〜ん、ちょっと違うか…。『目的が達成されない』ことが問題なのじゃなくて、『目的が絶対に達成されないことを自分で知っているにもかかわらず、目的達成のために行動しなければならないことがつらい』のかな」

　そうですか。私はそういう「意味のないことの永遠の繰り返し」のような作業は結構好きですけどねぇ。いつもお話していますが、サッカーなんて、相当な苦労をして相手の妨害をかいくぐりゴールにボールを入れた後、なんとまたボールを真ん中に戻してやり直し、この作業をサッカー選手を辞めない限り、ずっと続けるんですからね。

　「なんか、ちょっと話が違う気がするんですけど…。永遠の繰り返しであっても、サッカーの場合はその作業に喜びや魅力を感じている人は多いはずですからね」

　他人と触れ合うことについても、人それぞれで好む人も嫌う人もいるでしょうからね。私は圧倒的に一人でいるほうが大好きですね。中学・高校時代は1回も誰かと一緒に昼食の弁当を食べたことはありません。

　「やっぱり、マスター、中学生のときから独特のオーラを放っていたんだ…」

　う〜ん、そんな感じでもなかったと自分では思っていますが。さて、ちょっとここで、サキさんと私が一緒にあげた**「幸せの条件」**をまとめてみましょうか。**(1)** 安全と安心が保障されている、**(2)** 身体的・精神的快楽を感じられる、**(3)** 過去の失態やストレスを忘れられる、**(4)** 選択肢がある、**(5)** 未来

がある、(6) **自分の価値観を信じられる**、の6つですね。

2. 「幸せの6条件」の妥当性

「マスター、なんだかだいぶ大学の先生みたいになってきた！　私、そういうマスターのこと、好きですよ。今日はここに来て得したなぁ」

はいはい、ありがとうございます。では、まず (1) についてですね。生命の安全が脅かされる状況下では、幸せを感じる余裕さえないでしょう。たとえ、病気が進行し、死を目前にしているにもかかわらず、家族と充実した時間を過ごすことができて「もう思い残すことは何もない」と言える状況になったときでさえ、それは「心の安らぎ」を得られただけで、「幸せ」を感じられたわけではないと思います。ですから、(1) は条件に入れてもいいですよね。

「はい、賛成です。そう言えば、中学校のときの担任の先生の言葉を思い出しました。クラスの友達がいじめられてたんですが、イジメが発覚したとき、その担任の先生が『学校は安全と安心がいつも絶対に保障されていないといけない場なんだ！　それを守るのが教員のいちばんの仕事だっ！』って叫んだことを思い出しました」

それは、なかなかカッコイイ、印象深い先生ですね。

「はい、私はその先生のことが好きでした。(2) の『身体的・精神的快楽を感じられる』も幸せの条件としては外せないと私は思います」

そうですね。逆に「身体的・精神的苦痛を感じる」状況で幸せを実感できるかどうかを考えてみれば、これはすぐにわかりますね。マゾヒスト（被虐性欲保持者）の方も、一般的には身体的・精神的苦痛と思われる行為をされることで、「身体的・精神的快楽を感じられる」はずなので、当てはまると言ってよいでしょう。

「(3) の『過去の失態やストレスを忘れられる』については、まぁ、賛否それぞれあると思いますけど…。私は嫌な経験や失敗を後々まで引きずるタイプなんで、これに賛成です。マスターは、人の名前をすぐ覚えてなかなか忘れないけど、過去の失敗とかもずっと覚えているなら、なんかつらくないですか？」

　大丈夫です。人の名前は長く記憶に残せますが、嫌なことはすぐに忘れますので！　では、（3）も「過去に引きずられると幸せじゃない」ということで「幸せの条件」の一つとして採用しましょう！

　「よろしくお願いしま〜す！」

　では、私があげた（4）〜（6）の条件について、ちょっと説明をさせてください。まず（4）「選択肢がある」ですが…。もちろん、「選択したら責任を負わなければならなくなる」ということで、手放しでは喜べない状況も生まれるのですが、逆に「**自分自身で責任の負い方を選べる**」って、一人の人間として、**重要なこと**だと私は思うのですが。サキさんはどのようにお考えですか？

　「『**選べる**』っていうのは、**自由があるっていうことだから、重要ですよね。『私の人生の生き方を誰かに勝手に決めつけられない**』っていう意味で大事！」

　ありがとうございます。では、（5）「未来がある」はいかがでしょう？

　「時間的意味での『未来』だけなら、ちょっと違うかなぁ。末期がんで先が見えていた患者さんを担当させていただいたことがあったんですけど、穏やかで充実した毎日を過ごされていたので。だから『さまざまなことをやれる可能性がある』っていう意味も含めての『未来がある』なら、賛成です」

　サキさんはいい感じで「哲学者」っぽくなってきましたね。言葉をどのような意味で使っているかを明確にしておくのは、哲学者が議論する際に必ず踏む手続きですから。

　「哲学者かぁ。褒められてるのかなあ、それともイジられてるのかなあ、わかりませんね（苦笑）。でもマスターが仰る（6）『**自分の価値観を信じられる**』を幸せの条件にすることには大賛成です。だって、『**自分の価値観を信じられる**』って、言い換えれば『**好きなことができる**』『**誰かに非難されても、自分に自信を持てる**』っていうことですからね！」

3.　精神科病院とハンセン病療養所

　サキさんにそう言ってもらえて安心しました。ところで、サキさんの周りにいる方々は、今私たちが議論してきた幸せの条件を満たして、毎日を過ごしていると思いますか。満たしている人はどのくらいの数、いらっしゃるのでしょ

98

う？

　「…。それは、ちょっと答えるのが難しいですし、ちょっとつらいです。なぜかと言いますと、うーん、私は今精神科の臨床で働いているんですが、ほとんどの患者さんは人生のほとんどを、他の精神疾患の患者さんや病院の職員としか会わずに暮らしてきているんですよ。**幸せかどうかを論じる以前の、何というか、基本的な人権さえ、ちゃんと保障されてきたのかなって感じずにはいられないんです**」

　ある種の「隔離状態」と言っても過言ではありませんからね…。

　「10代で発症して、入退院を繰り返しているうちに50歳、60歳になっちゃって…。同年齢の人たちは、結婚したり、昇進したり、退職したりしてるんです。患者さんたちはこれから、どうやって生きていったらいいのかなって…」

　少し、個人的な話をさせていただいてもよろしいですか。そこの壁にかかっている、海をモチーフにした抽象画は、私の古い友人である加津さんという方が描いてくださったものです。

　「なんだか不思議な絵ですね。暗いというと失礼ですけど、深いというか、なんかもの悲しい感じで…。でも、強い生命力があふれている感じでもあるかな」

　サキさんのその論評を聞いたら、加津さんは喜ぶと思います。今度会ったときに伝えておきますよ。加津さんは岡山県の長島にあった岡山県立邑久（おく）高等学校新良田（にいらだ）教室の美術部のご出身ですからね。世界的なニット作家としても活躍されました[2]。あ、「されました」って言いましたけど、ご存命ですよ。加津さんに怒られてしまう…。

　「マスターは、すごく広い交友関係をお持ちですよね。うらやましい」

　加津さんは詩も書かれているので、ちょっと最近のものをご紹介しましょう。「何時からか　踏みにじられる、ことになれ（慣れ）　不幸なこと、意識をかえ　前だけを見つめた　わたしの歯車は止まってしまった。数と力と旧い、しきたりにまけた　夫の病気をたたかった　その命を生かすために闘い　生かされた。旧弊な社会の中で、次々とする病気に　いつも闘った。そんな社会が世に問われた　ハンセン病の人権裁判がおきた　勝った　しかし　そのあとに

来たもの…　世の中に訴えられること　られないこと　せつないことなど　怒れない私達。抑圧は悲しみ　ありがとう　ありがとう　いって　平和に謝し。感謝する　でも深いかなしみ」[3]

　「…。加津さんって…、ハンセン病療養所に強制隔離されていた方ですか…」

　そうです。邑久高等学校新良田教室は国立ハンセン病療養所の一つである長島愛生園内に作られた、入所者だけを対象とした邑久高校の分校です。70年近くに渡り、加津さんは療養所に「隔離」されてきました。加津さんが置かれてきた境遇は、サキさんが先ほど話してくださった精神科病院の患者さんと共通するところがあるかもしれません。療養所の入所者のハンセン病は早い段階で治癒していたにもかかわらず、国は隔離政策を続けてきました。

　「ハンセン病訴訟のことは大学時代に習いました。確か1998年に『らい予防法』違憲国家賠償請求訴訟が提訴されて、2001年熊本地裁で原告（患者・元患者）が勝ったんですよね。当時の小泉純一郎首相の謝罪文が教科書に載っていたのを今でも覚えています」

　そのとおりです。実際、隔離政策は廃止されていますが、それでも高齢の不安や、いまだに残る偏見や差別、後遺症による障害、身内や縁者を含めて社会との接触を断絶してきたことなどが原因で、社会復帰した人はわずかです。

　「でも、ハンセン病の元患者さんたちの中には有名な小説家や画家、陶芸家の人たちが多くいらっしゃいますよね。詩や短歌でさまざまな表現をされる方も多いし…。多才な方が多いのかな」

　それは、どうですかね。国家による誤った政策によって、残酷な人権侵害の一つである「監禁・拘束・断種」が平然と行われたにもかかわらず、生活や治療については国の援助を受けるという矛盾を自覚しながらも、療養所内の小さな「村社会」でトラブルなく生きていくためには、本音は語れない…という背景があったことを考えれば、抽象度の高い表現である詩や短歌、抽象画や小説という「手段」を用いてしか、自分たちの思いを伝える術はない、と考えていたのかもしれません。

　「…。マスター、私にできることって、いったい何なのでしょう…。精神科の臨床で日々経験することも、今マスターから聞いたハンセン病療養所内に強

制隔離されてきた方々の状況も、ホントに『社会の病』だって思いますけど、でもあまりにも大きな問題すぎて、私には何ができるのか、わからないです」

　何かしよう、できることをやろう、というサキさんの意思はとても大切だと思います。でも私が言いたいのは、以下の２つです。一つめは、**先ほどあげた「幸せの条件」のどれ一つとして満たせていない人が世の中には少なからずいる、ということを知っておくこと**。先ほど述べた「幸せの条件」とは、（1）安全と安心が保障されている、（2）身体的・精神的快楽を感じられる、（3）過去の失態やストレスを忘れられる、（4）選択肢がある、（5）未来がある、（6）自分の価値観を信じられる、の６つでしたね。もう一つは、**そうした人々に対して、安易にこの６条件の実現を試みようとしないことです**。例えば、かつてのオウム真理教のような団体に入信すれば、比較的簡単に安全と安心感は得られるかもしれませんが、少なくとも私には、それが幸せになる最適な方法とは、とても思えません。同様に、毎日浴びるように酒を飲めば、一時的に身体的・精神的快楽は得られるかもしれませんが、やはり、私にはそれが幸せになるための方法としては不適切としか思えません。

　「確かに、それは、そうですね…」

　人生は一瞬の「点」ではなく１本の「線」だと私は思っています。すべての出来事には伏線と文脈があります。簡単に他人の人生を変えることはできません。

　「そっかぁ。でも、なんかちょっと空しいなぁ」

　確かに空しいかもしれませんが、**どんな不遇な環境下で人生を生きてきたとしても、どれほどたくさんの不条理を経験してきたとしても、その人がそれまでに生きてきた人生を否定せずに敬意を払い、尊重することはできます**。人生をやり直すことはできません。**不遇で不幸だらけの人生を送ってきた人であっても、その人が生き抜いてきた過去に最大限の敬意を払うことは、努力すれば私たちにも可能でしょう。**

　「他の患者さんや病院の職員としか会わずに人生のほとんどを過ごしてきた精神疾患の患者さんたちのこれまでの人生に対して、敬意を払うということですね…。うん…。そうだ、マスター、もしご迷惑でなければ、今度加津さんに会わせていただけませんか？　お話してみたいな」

　もちろん、いいですよ。一緒に行きましょう。ちょっと、新幹線に乗っての移動になりますけどね。加津さんが作ってくれるレバニラは、あるちょっとしたものが入っていて、絶品ですよ。

　「マスター、コーヒーもごちそうさまでした！　おいしかった‼」

　それはよかった。ありがとうございます。サキさんにお出ししたショコラ・ピーベリーはブラジルのミナスジェライス州産の豆ですが、ブラジルは世界で唯一、ハンセン病が制圧されていない国です。ブラジルの話は…また今度機会があれば、別の絶品のコーヒーをお出ししますのでお話しましょう。

≫引用文献・・・

1) カミュ（著），清水　徹（訳）：シーシュポスの神話．新潮文庫，1969
2) 上野　哲：ハンセン病療養所の課題：新良田教室卒業生への聞き取り調査を手がかりに．医学哲学 医学倫理 22：1-6，2004
3) ふれあい文芸編集室（編）：ふれあい文芸 令和 2 年版．公益財団法人日本財団，2020，pp18-21

第 10 章
研究でも許されないこと

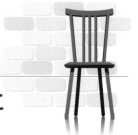

　ソウタは、今年から大学院生になった。同級生には、看護師やセラピストも
いる。ヘルスケア分野の研究は、本当に幅が広い。器具を使って測定してデー
タを比較するような研究もあれば、インタビューして語られた言葉からテーマ
を抽出するような研究もある。量的研究と質的研究では、そこに集まる人たち
の人種が違うような気がする。量的研究をする人たちは、ドライでクール。質
的研究をする人たちは、ちょっと湿った感じがする。ソウタの指導教授は、福
祉分野でも仮説を検証するような量的研究が必要だと考えていた。

　ソウタたちは、研究倫理の授業を受けた。ニュルンベルク綱領は、第二次大
戦後にナチスによる人体実験を行った医師たちの裁判の後に出されたものだと
いう。人体実験は、日本の七三一部隊によっても行われていた。綱領の最初
に、「被験者の自発的同意が必要」とあった。ソウタは、当然だと思うもの
の、本当に自発的に研究の被験者になろうという人がいるのかなと疑問だっ
た。臨床研究では、治療者と患者の間には明らかな権限の格差があるし、お世
話になっている「先生」から研究協力を依頼されたら、断りにくいのは確か
だ。それに、子どもとか、認知症の人を対象とした研究はどうするのだろう。
授業で紹介されたヘルシンキ宣言は、世界医師会が作成したもので、判断能力
のない対象者を被験者とする場合のことが書いてある。何回も改訂されている
ことからも、臨床研究には考慮すべき問題がいろいろ出てきていることがわか
る。

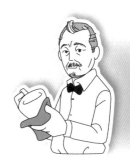

　コーヒーほど、健康への影響について、非科学的な印象に基づく批評が多い飲み物は他にないと思います。そもそも、コーヒーはアラビア半島からヨーロッパに伝わったので「キリスト教徒にとって聖なる飲み物である赤ワインが飲めないイスラム教徒は、悪魔からコーヒーを与えられる罰を受けた。だからキリスト教徒がコーヒーを飲むと悪魔に取り憑かれる」という言葉に代表されるように、宗教的な背景もあります[1]。さらに、コーヒーの焙煎自体のイメージもありますね。焙煎はコーヒー豆を煎っているだけで、決して焦がしているわけではありません。でも知らない人から見ると、「コーヒー豆を真っ黒になるまで焦がして、そのお焦げを抽出したのがコーヒー」と思っている人もいて、そういう人は「コーヒーには発がん性がある」と言います。実際は真逆で、がんのリスクを減らすことができることが実証されているんですけどね…。でも実はコーヒーの「害」を証明しようとする実験は昔からありました。おそらく最も有名な実験は、スウェーデン国王グスタフ３世が1700年代後半に行った実験です。被験者は死刑囚で、「1日ポット３杯のコーヒーを死ぬまで飲み続ける実験に参加すれば、終身刑に減刑する」という条件で、この実験への参加に同意したということです。「減刑」という条件を出されているので、厳密には「自発的参加」とは言えませんね。この実験は、コーヒーが健康に害を与えることが証明される前に被験者が亡くなったため、成功しなかったそうですが[2]…。お？　お客さんがいらしたようです。

1. どんな人でも人間らしく幸せに生きられるか

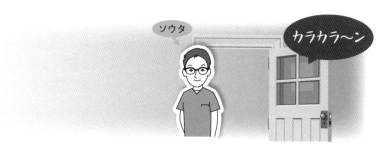

　いらっしゃいませ。おやおや、こんにちは。ソウタ君じゃないですか。久々の学生生活はいかがですか？　楽しんでいらっしゃいますか。

　「いやぁ、マスター、こんにちは。もちろん、楽しんでいますよ。やっぱり勉強できる環境というのはいいものですね。昔、自分が大学生だった頃は、今だから言いますけど、講義なんか面倒くさくて、つまらなくて、かなり適当にやっていました。『生命倫理』の授業なんて、友達のレポートを全部写していましたからね…。今は本当に後悔しています。もっとちゃんと勉強しておけばよかったなって」

　大丈夫です、だいたい人間はそんなものですよ。**大切なものを失ったり、痛い目にあったりして初めて、おろそかにしてきたことに大きな意味があったことに気がつくもの**です…。「自分が親になって初めて、親がいつも自分に対して小言を言っていたのは、100％自分のためだった」ということに気づく、とか、「いつも先輩のソーシャルワーカーにクライエントのことを任せっきりにしていた結果、先輩が急病で長期入院した直後、一人ではまったく何もできず一気にクライエントの信頼を失って初めて、自分のこれまでの怠慢を後悔する」とか、よくあることですよ。

　「い、いや、僕は、そ、そんなことはしてないですよ…」

　でも、今の学生生活では「適当」はないですよね？

　「まっっったく、ありませんね。自分で言うのも何ですが、かなりがむしゃらです。学べるものはすべて学ぼう、吸収できるものはすべて吸収しよう、と思っていますからね。自分で稼いだお金で学費を払っていますし、元は取らな

きゃ！　予習も復習も欠かしたことはありません。若い学生を見ていると『もっと、ちゃんとやれよ〜、オマエら。親が泣くぞ』とか思いますけど、自分も昔はそう思われていたんでしょうね…（苦笑）」

　うらやましいですね。本当に必要にかられて自発的に入学するのと、高校を卒業して「流れ」で大学に入学するのとでは、やっぱり気持ちが違うんでしょうね。ドイツでは大学入学資格を取得して高校を卒業した若者のうち、卒業後すぐに大学進学するのは半数程度です。残りの半数は、海外の途上国支援ボランティアをしたり、社会奉仕活動やインターンシップに行ったりして、社会経験を積みます。たった１年でも社会の実情を知ることは大きいですよね。いずれにせよ、ソウタ君は、社会経験もあり、学ぶことに貪欲な状態で、やる気も満々ですから、まさに「リア充」ですね！

　「マスター、今時の若い人たちは、もはや『リア充』とか、言いませんよ…。なんか、古臭い時代遅れ感が…」

　それはたいへん失礼いたしました。

　「まぁ、確かにほとんどのことは充実しているんですが、唯一嫌だなと思うことがあって…」

　ほー、ソウタ君が「嫌なことがある」と言うなんて…。興味深いですね。お差し支えなければどんなことか、聞かせていただけませんか。

　「医薬品の開発段階で行われる動物実験について、授業で映像が使われることがあるんですが、目にするのも聞くのも嫌なんですよ。もう本当に生理的にダメで…」

　ウサギやモルモットを使った動物実験は、以前に比べればかなり減ってきているはずですけどね。

　「確かに動物実験代替評価法の研究開発が進んで減ってきてはいますけど、それでもまだまだ実際には行われていますよ。実は僕は大学院に入学してからマンションで一人暮らしをしているのですが、ちょっと寂しくってシャンガリアンハムスターを飼い始めたんですよ。毛並みが真っ白なんで『雪美』って名前をつけて、メスなんですけどね。結構賢くて、トイレもすぐ覚えたし、僕の顔もすぐに認識してよくなついてくれて、大学から帰ったらよく遊んでいます。そういうこともあって、授業で動物実験の映像とか見ると、なんかもう

『雪美』の顔が思い浮かんで、つらくって…。マスター、動物実験って、本当に必要なんでしょうか」

　それは、なかなかつらいでしょうね。ソウタ君は、実験に用いられる動物たちを、もう名前のない「実験対象」として見ることができず、「飼っているハムスターの『雪美』さんの仲間・同類たち」としてしか見られなくなっているのでしょうからね。ところで、ソウタ君は今、とても重要なことに触れましたね。

　「重要なこと？」

　はい。人間の尊厳を最も手っ取り早く奪う手段は何だと思いますか？

　「あ！　わかりました！　多分…、それは『名前を奪うこと』…ですか？研究倫理の授業でニュルンベルク綱領の話を聞いたとき、実験対象とされた人はユダヤ人であろうとなかろうとすべて番号がつけられた、という説明もされました」

　さすがですね。そのとおりです。「名前を奪う」というのは、古今東西行われてきた「尊厳を奪うため」の典型的な方法です。ナチスが戦時中にユダヤ人だけでなくポーランド人やロシア人捕虜、ロマ族（ジプシー；中東欧に居住する移動型民族）の人々、ドイツ人の政治犯や共産党員に対して、毒ガス実験や海水飲用実験、断種実験や焼夷弾治療実験など、数々の非道な人体実験を行ってきたことがニュルンベルク国際軍事裁判で明らかにされましたが、人体実験の対象となった人々はすべて番号で記録されています。

　「そういえば、強制収容所に入れられていたユダヤ人の生存者の方が『収容所に入れられたときに焼き印で腕に押された6桁の番号が今も消えていない』と語っていたテレビ番組を見たことがあります」

　遠いドイツの話だけでなく、私たち日本人にも過ちを犯した過去があります。旧満州で戦時中に「七三一部隊」と呼ばれた大日本帝国陸軍関東軍防疫給水部本部で行われた人体実験や生物兵器研究の対象にされた人々は、朝鮮人、中国人、モンゴル人、アメリカ人、ロシア人などですが、番号以前に「人間」とさえ見なされず、「マルタ（丸太）」と呼ばれていました。「人間の命を奪う」ということには少なからず抵抗感を覚えるかもしれませんが、「丸太を切り倒す」なら抵抗感は薄れますからね。

　「僕たちは、今は平和な社会で理性的な判断ができていますが、戦時中など、いろんな状況が変化して、例えば『自分の家族を空襲で殺した敵兵の仲間』の捕虜などに対しては、理性が吹っ飛んじゃって、生体実験とか、とんでもない非人道的なことをするようになってしまうんですかね…」

　その可能性は十分にあります。先ほど、ソウタ君が仰いましたが、動物実験では治験としても臨床実験としても不十分です。やはり究極は「人体実験」をするのがいちばん効果的ですからね。人権上の理由で当事者の同意を得られない「人体実験」はいついかなる理由であろうと許されませんが、戦時下になると、人間は暴走する傾向が強いので…。

　「人権って…、『どんな人でも人間らしく自分の幸せを求められる』ということを根拠づけられる『最後の砦』って感じですね」

　私もそう思います。ちなみに、私の友人のオランダ人の倫理学者は「人類の最大の発明は『人権』、二番目の発明は『サッカーのオフサイド』だ」と言っていました。

　「面白いですね。あれ、マスターの友人でオランダ人って、初めて聞きました。まぁ、確かに、どんな人にも生きる権利が保障されているっていうのは、弱肉強食を基本とする他の動物には絶対見られないことですからね。でも、『サッカーのオフサイド』って…、戦争中にサッカーの試合をしてもオフサイドの反則は『反則』として認められそうですが、『人権』はさっき僕らが議論したように、戦時下になるとすぐ侵害されてしまいますよね？」

　サッカーに「オフサイド」の反則がなければ、サッカーの試合なんてつまらなくて見ていられない、と私も思います。人権に関するソウタ君の指摘は、まさしくソウタ君が仰るとおり、残念ながらそれが現実ですね。

　「じゃぁ、『人権』ってどうやったら守られるんでしょう…？」

　実は世界人権宣言や日本国憲法、ウィーン宣言では、**「人権」**は**「人が生まれながらに当然のこととして持っている尊厳の対象となるさまざまな権利」**というような意味で規定されています。これらのように**「人権とは何か」を分析する説明はたくさんありますが、「どのようにすれば人々の人権を守れるか」ということについては、説得力のある具体的な説明はほとんどありません。**この「ほとんどない」という現実こそが、「人権は現実の社会では至る所で侵害

されている」ということを表しているのかもしれません。

2. 人権を守るためには？

　「でも、人権は『人』じゃないと認められないんですよね？」
　そう、それがコインの表・裏的な長所短所かもしれません。
　「と、言いますと？」
　例えば、お母さんのお腹の中でどれだけ成長していても、「出生」していなければ、刑法上は「人」と見なされません。実際2003年に北海道で、妊娠31週目の「お子さん」がお腹にいる妊婦さんが運転する車が対向車線を飛び出してきた車とぶつかる、という痛ましい事故がありました。その妊婦さんは重傷を負い、お腹の中の「お子さん」も11時間後に亡くなったのですが、加害車両の運転手は、業務上過失「傷害」罪に問われただけでした。お腹の中にいた「お子さん」を死亡させた罪は問われなかったのです。「胎児は『人』ではない」という理由からです。「お子さん」は女の子で「桜子」ちゃんと名前もつけていたそうですが[3]…。ご両親の悔しさや嘆きは察するにあまりありますね。
　「31週だったら、ホントにもう、小さな人間ですよね。これはつらいなぁ」
　一方で、**この世に生まれた「人」である限り、いかなる人であろうと「人権」は無条件に尊重されなければなりません。大量殺人鬼であっても、死刑囚であっても、「人権」は絶対に守られなければなりません。「人権」とはそういうものです。「罪を償うこと」と「人権を剥奪すること」はまったく別問題です。**
　「人体実験は死刑囚を対象に行えばよい、という考えの人も実際にいますよね」
　はい。世界で最初の「コーヒーの害を調べるための人体実験」の被験者も、実はスウェーデンの死刑囚でした。「人権」を考えるときは、感情的な部分は切り離して考える必要があります。スウェーデンでの「コーヒーの害を調べるための人体実験」は、現代の目から見れば明らかに違法で、許されるものではありません。**「自発的な同意」の「自発的」**についても、一切の利害と無縁の**「純粋に献身的な意思による同意」**という意味のものは現実には少ないような気もしますね。

「何だか、いろいろ考えてしまいます…」

最初にソウタ君が言ってくれた動物実験にも賛否両論があります。動物実験に反対する人は「動物は生理学的に人間と異なる場合が多いので、人間が使用する薬品や製品を試験するためのモデルとしてはふさわしくない」と言いますし、一方で動物実験に賛成する人は「動物実験は、臨床試験で人間に初めて試す前に、新薬の安全と有効性を確かめるための重要なステップを提供する」と主張します[4]。

「なんか、こう…、モヤモヤ感が消えないんですよね。哲学的・倫理学的観点から何かいいアドバイスはありませんか？」

有名な哲学者の言葉を借りれば、**「自分の欲望を達成するための『手段』として他者を扱ったらダメだ。その人（もの）自身を『手段』ではなく『目的』として扱いなさい」**[5]はどうですか。

「んー…。それは正論過ぎて、非現実的かな。『頭の中ではわかっているけど、実際にはできない』という人が多いですからね」

ソウタ君のその問いには、すでにソウタ君自身が答えを出していると思うんですけどね…。

「えっ？　どういうことですか??」

私の古くからの友人の一人に、昔作業療法でお世話になった吉川ひろみ先生という人がいます。彼女は人を呼ぶときによくその人のフルネームで声かけします。私の友人の中では、人を頻繁にフルネームで呼ぶ人はひろみ先生以外にいませんね。ここにもたまに来てくれますが、そのときだけは私は「マスター」と呼ばれますけどね（笑）。

「え??　そうなんですか!!　実は、吉川ひろみ先生には、僕も秋の学会のときにお世話になってるんですよ。学会発表の際、誰も質問してくれなかったのですが、そう言えば吉川先生は確かにあのときも僕の名前をフルネームで呼んで、質問してくれました！」

おやおや、それは驚きですね！　ソウタ君もひろみ先生とご縁があったとは！　世の中は狭いですね。でも、まさしくその**「他者を名前で呼ぶ」**という行為、つまり番号や肩書きではなくその人だけに与えられた名前で呼ぶ行為こそが、**他者に対する尊厳を失わないようにする最も有効な方法**ではないでしょ

うか。

「その点は、僕、すごく共感できます」

サッカーのプロリーグを裁く審判員は、監督やキャプテンだけでなく、選手全員の名前も覚えていますよね。経験の浅い審判員は、試合中にもめ事が起こったら「キャプテン、あなたのチームの9番を何とかして落ち着かせてください！」と言いますが、ベテランの審判員は「木村さん！　キャプテンの木村さんだからこそお願いしたい。9番の田中さんがちょっとヒートアップしているので、申し訳ないけど、何とかして田中さんを落ち着かせてもらえませんか」という言い方をするはずです。

「なるほど。確かに、言われるほうの印象は、全然違いますね。面倒くさくても、とりあえず落ち着かせなきゃなって気になりそう…」

「有毒な材料成分を背中に塗られて3日が経過した No. 443 のモルモット」という言い方ならドライな感情を保てそうですが、「口紅の材料成分試験のために有毒な顔料を背中に塗られている、シャンガリアンハムスターの『雪美ちゃん』」なら、即座に実験を中止させようとするのではないですか？

「当然ですよ。その前に、動物実験の対象にもしません！」

人に限らないかもしれませんが、**他人を「かけがえのない他者」と認めるための、認め続けるための有効な方法は、その対象が「具体的な、固有の名前を持った者・もの」であることを常に忘れないように、声に出して名前を呼んで確認することです。**

「声に出して、名前を呼ぶ…、ということが大切なんですね。クライエントの方々に、そんなふうに接してきていたかなぁ、僕は…」

私たちの多くは、普段心に余裕があるときは、理性的に振る舞えるでしょう。友人を人体実験の対象にしたり、寝たきりになった実母に対して「生きる価値がない」と思ったりはしないと思います。でも、本当に、昔の格言どおり**「理性、判断力はゆっくりと歩いてくるが、偏見は群れをなして走ってくる」**[6]のです。自分自身で自分自身に気をつけなければなりません。

「マスター、ありがとうございます。なんか、今日はすごく重い話題だったけど、大学院の講義よりずっとわかりやすかったし、納得もいきました。マスター、余計なお世話かもしれませんが、もう一度大学で哲学の教授をされたほ

うがよいのでは…？」

　いやいや。私はもう大学は学生としても教員としても「卒業」しました。ソウタ君、また顔を出してくださいね。私の講義は、大学ではなくこのカフェでお聞きください！

❯❯引用文献・・・

1）UCC コーヒートリビア「コーヒーは悪魔の飲み物」
　　https://www.ucc.co.jp/enjoy/trivia/atcl033/
2）ダートコーヒー HP「コーヒーの基礎知識：コーヒーがつくったヨーロッパの政治と文化」
　　http://excafe.jp/jp/coffeeinfo14_01.php
3）2005 年 11 月 28 日付「朝日新聞」東京本社版朝刊
4）NPO 法人地球生物会議 ALIVE：製薬・化粧品会社，動物実験の廃止計画を支持．AVA-net 海外ニュース No. 147（2011-3-4），翻訳：宮路正子．http://www.ava-net.net/world-news/147-2.htm
5）高坂正顕，金子武藏（監）：カント全集第七巻．理想社，1965，p81．原文は「おのおのの理性的存在者は自分自身をまたあらゆる他の人びとを決して単に手段としてではなく，いつも同時にそれ自身における目的として取り扱うべきであるという法則に服従している」である．
6）ルソー（著），今野一雄（訳）：エミール（上巻）．岩波文庫，1962，p297

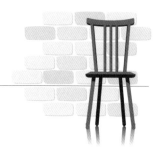

第11章
できるけどやらない

　サキの職場では、変わり映えのしない景色が繰り返されていた。久しぶりにみんなに会いたくなった。ナミは相変わらず忙しいようだし、ソウタは大学院に行っているらしい。リクはロボットリハビリテーションの研究に参加しているみたいだし、コトハは結婚するとかしないとかという噂だ。先日、コトハに会ったときの話。サキが「コトハ、結婚するの」と聞くと、「うーん」としばらくの沈黙の後「彼に問題はないんだけど、彼の家族がね。お姉さんが二人いるんだけど、二人とも出生前診断受けてるんだよね。彼のお母さんも、今の時代、当然だって言うのよ」と、コトハが答えた。サキの表情がみるみる曇り、「出生前診断で障害児かもしれないってわかったら、中絶するってこと？」と聞くと、コトハはいつもの変わらない様子で「そうは言ってないけどね」と言った。

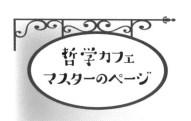

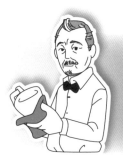

　神奈川県の三浦半島西部に葉山という町があります。皇室の別荘である御用邸が存在する町としても有名ですね。その御用邸近くの静かな住宅街に『葉山パッパニーニョ』というカフェがあります。このお店のオーナーは80歳を超えた紳士ですが、現役の頃は三菱重工や三菱自動車の社員として、ヨーロッパと日本を行き来する国際的なやり手のビジネスマンでした。ドイツにもしょっ

ちゅう来ていたこともあって私は昔からよく存じ上げていました。その彼が三菱を退職後に葉山に開店したのが『葉山パッパニーニョ』です。昔オーナーから「コーヒーをおいしくするちょっとしたコツ」を教えていただいたことがあります。それは、ドリップした直後のコーヒーをまだサーバーの中に入っている間にホイッパー（泡立て器）で一気にかき混ぜるのです。煎れた直後のコーヒーに空気を取り込むことでとてもまろやかな味になるとのこと。最初は「本当かな？」と半信半疑でしたが、実際にやってみたら、まったく本当でした。「紅茶に空気を溶け込ませると口当たりがよくなる」という話は聞いたことがありますが、同じことがコーヒーにも当てはまるとは、思ってもいませんでした。おや？　お客さんがいらしたようです。

1. 自分の問題？　社会の問題？

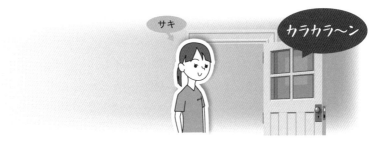

　いらっしゃいませ。あらららら、サキさんじゃないですか！　ついこの間、ソウタ君がこちらに立ち寄ってくださったんですよ。
　「こんにちは、マスター！」
　皆さん、お元気ですか？
　「はい、元気と言えば、元気かなぁ。でも変な話ですが、マスターがいちばん私たちの近況をご存じかも。みんな、ここに時々立ち寄っているみたいですからね。逆にマスターにお聞きしたいんですけど、マスターは私たちの近況をどこまで知っていらっしゃるんですか？」
　え〜っと…、ソウタ君は大学院に入学したとお聞きしました。こないだコーヒーを飲みに来てくださいましたよ。ナミさんは病院をお辞めになったんですよね？　職場を変えて、訪問看護ステーションで働いていらっしゃるのかな。

　それから、えー…、リク君は、詳しくは知りませんが、最先端の AI 研究？
に参加していると聞きました。それから、コトハさんは…、あれ？　コトハさ
んは今何をしていらっしゃるのでしょう？　コトハさんのことだけ、私のもと
には情報がありませんね…。

　「え？　うそ？　こないだ、コトハが『マスターに相談したいことがあるか
ら近いうちにヘンプにコーヒー飲みに行ってくる』って言ってたんですけど」

　いやいや。最近コトハさんはここにはいらしていませんよ。

　「あー、やっぱりマスターには言いにくいのかなぁ。あの、マスターって、
口は堅いほうですか？」

　口が堅いかどうかは自分ではわかりませんが、約束を破るのは嫌いなタイプ
の人間です。

　「あ、それならよかった。コトハのことなんだけど、『私から聞いた』って絶
対にコトハに言わないと約束してもらえます？」

　それは、別にいいですけど、コトハさんの許可を得ずにサキさんの口から話
してもいいことなんですか？

　「大丈夫。だってコトハはこのことをマスターにいちばん相談したがってい
たもん。とにかく、今から話すことは、そのうちコトハがここに来たときに自
分の口からマスターに言うでしょうから、そのときは、初めて聞くふりをして
もらえますか？」

　それは、別に構いませんけど…。何だか罪悪感を覚えますね。

　「罪悪感なんて…。コトハの相談を受ける準備をしていると思ってください
よ。何だか私まで悪いことをしている気分になってしまいますから」

　あ、それはたいへん失礼しました。

　「実はコトハ、長く付き合っている彼氏との結婚を考えているみたいなんで
すけど、彼のお母さんにちょっと問題があるんだって…」

　お差し支えなければ、その「問題」というのは、具体的にはどのようなもの
なのですか？

　「まぁ、短く言うと、『結婚して妊娠したら必ず出生前診断を受けろ』ってい
うことみたいです。彼にお姉さんが二人いるんですけど、二人とも出生前診断
受けてるんですって。『あなたもうちの家族になるなら、当然妊娠した際は受

けてちょうだいね』って、彼のご家族と食事をした際に言われたって、へこん
でました」

　「コトハさんがへこんでいた、ガッカリしていた」とサキさんは仰いました
が、ということは…、出生前診断でお腹の中の子に障害があるかもしれないと
わかった場合は中絶しなさい、と義理のお母さんになる方から言われたという
ことですか。

　「いや、そこまで露骨には言われてないみたいですけど」

　そうなんですか…。ところで、サキさんは将来妊娠されたら出生前診断を受
けようと思っていますか？

　「私は…、嫌ですね。受けないと思います」

　サキさんが嫌でも、愛する夫が「受けて欲しい」とおっしゃったら？

　「う～ん、ちょっと心が揺らぎますね」

　それはなぜ？

　「夫の希望を無視して出生前診断を受診せず、例えばダウン症の子が生まれ
た場合、夫に対して、後ろめたい、申し訳ない気持ちになるからかなぁ？」

　夫に迷惑をかけてしまった、と？

　「はい、そんな感じの感情ですね…」

　確かに、日本の現状は、障害を持つ家族がいる家庭に対する社会的ケアはき
わめて不十分です。では、なかなかそうはならないでしょうけれども、日本が
100年後くらいに、世界トップレベルの福祉国家に変貌していて、ダウン症の
子どもが家族にいても、医療的ケアが充実していて、金銭的負担もほぼゼロに
近く、しかもバリアフリーが徹底していて、障害がある人に対する偏見や差別
も少ない社会になっていたら、サキさんは出生前診断でお腹の中の子に障害が
あるとわかっていても、産みますか？

　「実際に決断しないといけない状況になったらわかりませんけど、でも、今
考えている限りでは、産む…かな」

　ということは、この**出生前診断をめぐって生じている問題は、お腹の中の子
の問題ではなくて、産む「親」やそれを取り巻く「社会」の側の問題**のようで
すね。

　「はい、私もそう思います。何かいい例がないかなぁ…。あ、例えば、戦時

中はアメリカ人は『鬼畜米英』とか言われて、すごい蔑まれていましたけど、戦後の日本社会では、特に1970年代とかアメリカは憧れの国の一つになって、アメリカ人を『敵』と考える人は、もういない、みたいな感じですか？」

　そうですね。もっとシンプルに、視覚に障害がない人は普段の生活で特に困ることはないかもしれませんが、停電になると途端に何も見えなくなりオタオタとしてしまう。逆に、目が不自由な人は停電になっても普段の生活どおりに過ごせて、特に新たに困るようなことは生じない、というような例のほうがわかりやすいかな？

　「さすが、マスター！　学生時代に目の不自由な方のお手伝いをするボランティアをしてたんですけど、そのときのことを思い出しました。実際に停電になったことがあって、生まれつき目が不自由な方のそばにいて、そのとき『すみません、周囲が停電になって今何も見えなくなってしまったので、復旧するまで動かないようにしましょう』と言ったら、『私は大丈夫です。ちゃんと黒々とした風景がさっきから見えていますから』と返答されたんですよ。何も『見えない』のは私だけで、その人には黒い風景が『見えている』んだ〜って、妙に納得してしまいました」

　なかなか興味深いお話ですね。今サキさんがお話くださったことについて、「目の不自由な人がどのように世界を見ているのか、新たに知った」ということなので、「知った」ことはサキさんの今後の目の不自由な人に対する接し方をプラスの方向に変える可能性があり、「知ってよかった」のでしょう。

　「そうですね、目の不自由な人は『何も見えない』、見える私が目をつぶった状態と同じなんだって思っていたので、新たな発見でした」

2.　「知る」ということが意味するもの

　ところで、サキさん、唐突ですが、人の寿命の長さはあらかじめ決められていて、（これは「運命論」の話で哲学的に解説できるのですが、今はやめておきましょう）、サキさんの寿命が後4時間しかない、つまり4時間後にサキさんは亡くなってしまうということがわかっていたら…、教えて欲しいですか、それとも教えて欲しくないですか？

「え〜っ！　それは難しい質問ですね。4時間後ですか…⁉　う〜ん、悩むところですが、やっぱり、教えて欲しいかな。4時間あれば、お世話になった人とかにお礼を言えるので」

なるほど。サキさんらしいですね。あぁ、コーヒー、温かいうちに飲んでくださいね。では、これも仮定の話になって恐縮ですが、サキさんの寿命が14年しかなく、しかも最後は交通事故で悲惨な亡くなり方をすることが定められていたとしましょう。物心がついた頃に「あなたの寿命は14歳だよ。あと10年も生きられないよ。しかも最後は悲惨な交通事故で死んじゃうんだよ」と伝えられて、小学生のサキさんは、明日も普段どおり学校に行こうと思いますか？　ちょっとしんどい算数の試験で100点を取るために勉強しようと思いますか？　将来、こんな人と結婚できたらいいなぁ、とあれこれ考えますか？　大人になったら、こんな仕事をして生きていきたいなというように何か夢を持ちますか？

「いや〜、それはキツいですね。すべてのことに投げやりになって、『どうせ長く生きられないんだから、学校も試験も夢も意味がない』と思って、絶対クサって、引きこもっちゃうなぁ…」

では、逆に自分の運命を知らなかったら？

「14歳で死んじゃうのは悲しいですけど、14歳だったら中2ですよね、ちょっと好きな先輩に勇気出して告白したり、吹奏楽部でトロンボーンを吹いていたり、反抗期でしょうから親には伝えられなくっても感謝の気持ちも持ってて、何より人生を死ぬ直前まで楽しんでいると思います」

私が同じ運命であったとしても、きっと今サキさんがおっしゃってくださったように、死ぬ直前まで人生を楽しんでいると思います。結局、何が言いたいかといいますと、**「知らないほうが幸せなこと」って、世の中にはあるんじゃないかなってことです。**

「そうですよね…。彼が浮気してて、私のことも本当に愛してくれているんだったら、私はずっと彼を好きでいたい。だけど私以外の人と浮気していることは、絶対に私にバレないようにして欲しい、私が死ぬまで知ることがなければ私は変わらず彼を好きでい続けられる…、っていうような話ですよね？」

いや…、ちょっと、その例えは、う〜ん、論点が変な方向にずれている気が

しないでもないですが、まぁ、「知らないほうが幸せなこと」がある、という意味では、確かにそうかもしれませんね。

「でもマスター、『出生前診断でお腹の中の子の障害（の一部）を知る』ということは、『知ったほうが幸せなこと』なのですか、それとも『知らないほうが幸せなこと』なのでしょうか、どちらなのですか？」

そこがポイントになるのですが、それは人それぞれでしょう。きっとコトハさんにとっては後者で、彼のお母さんは前者の考え方をされているのでしょう。ただ、一つ付け加えますと、**「知る」**というのは**「選択肢を増やす」**ことにつながりますが、**「選択する」**ということには必ず**「責任を取る」**ということがセットでついてきます。簡単に言いますと、**「何かを選んだ場合には、その選択がもたらした結果がどのようなものであれ、責任を取らなければならない」**ということです。

「具体的には、どういうことですか？」

例えば、江戸時代は東京から大阪に行くには、庶民は東海道を歩いて行くしか方法がありませんでした。武家階級の者でも馬を利用して東京〜大阪を移動することはめったになかったと言われています。自分で歩くにしても、駕籠（かご）に乗るにせよ、「人力で歩く」ということでは同じです。江戸時代は東京から大阪まで、普通の人の足だと平均20日弱かかっていたそうですが、仮に25日後に大阪で友人に会う約束をしていて、東京を出発して歩き始めたとしましょう。運悪く途中静岡の大井川が連日の雨で増水していて1週間渡れなかったとします。大阪に着いたのは27日後で、約束の日より2日遅れました。この場合、仮に友人が短気な人だったとしても、遅れたことについては非難されるかもしれませんが、「なんで歩いてくるんだ！　歩いてくるから遅れるんじゃないか！」とは言いませんよね？

「それは、そうですよ。だって歩くしか手段がないので…」

では、同じ例を時代を変えて考えてみましょう。東京に住む営業担当のサキさんは、明日の夕方に開催される取引先との重要な会議に出席するため、大阪に出張することになっています。でも明日は悪天候になるという予報を聞き、予約していた飛行機のチケットをキャンセルして新幹線で目的地に向かうという決断をしたとしましょう。でも翌日は快晴で、飛行機は平常どおり運航した

一方で、新幹線は人身事故の影響で 8 時間遅れて目的地に着きました。サキさんは、取引先の方にどんなふうに言われますかねぇ？

　「悪天候になるのがわかってるんだったら、なんで前日に大阪入りしないんだっ！…ですかね？」

　そうですね、それもあるでしょう。他には？

　「なんで飛行機で来なかったんだ！　飛行機なら何の問題もなく大阪入りできただろっ！…かな？」

　そんなふうに言われるかもしれませんね。いささか理不尽な叱責で、反論したくなるでしょうが、ちょっと、そこは置いておいて、今サキさんが考えてくださったような「非難」は江戸時代には言われなかったと思います。なぜでしょう？

　「それは…、江戸時代には天気予報はないですから、600 km 離れた場所の明日の天気なんてわかりませんし、新幹線や飛行機どころか、自転車も自動車もなかったんで、一般の庶民なら歩くか走るしかないですから、いろいろ言われても『無理』としか言いようがないですからね」

　そのとおりです。選択肢がないので、誰もがそうするしかなかったのです。なので、そもそも「選ぶ」という行為をしていない以上、「選んだ」ことに対する責任も発生しません。でも、現代では東京～大阪間の移動手段としては多くの選択肢があるので、その中から自分の責任で「選ばなければ」なりません。そして、選んだことに伴う責任も同時に引き受けなければなりません。

　「マスターの言いたいことが、だんだんわかってきました。出生前診断は『お腹の中の子に障害があるかどうかを知る』ための手段だ。『知る、ということは複数の選択肢から 1 つを選ぶ』ということにつながる。特にお腹の中の子に障害が見いだされた場合は『産むか、堕胎するかを選ぶ』ということ。そして、どちらを選んでも、その責任を取らなければならない、と言うことですよね」

　そのとおりです。最後にサキさんが言われた「どちらを選んでもその責任を取らなければならない」という部分はきわめて重要です。出生前診断を受けてお腹の中の子に何らかの障害があることがわかって、それでも産むという決断をした場合、障害を持って生まれた子のお世話にちょっと疲れて、知人に

「ちょっと疲れちゃったな」と弱音を吐いたら、「障害がある子だってことが、堕胎可能な時期にわかってたんでしょ。それでも、産むという決断をあなた自身がしたんでしょ。自分で決断したことなんだから最後まで責任を持ちなさいよ」と言われるかもしれません。

「そんなこと言う人とは、すぐに絶交します!!」

まぁ、まぁ。サキさんにそう言われるだろうと思って、「友人」ではなく「知人」と言いました。話を戻して、一方で出生前診断でお腹の中の子に何らかの障害があることがわかって、堕胎することを決断した場合、「生まれてくるはずだった命を私の手で奪った」という罪悪感にさいなまれながら生きていくことになります。少し厳しい表現を使いますが、「命を奪った」ことの責任を一生背負っていくことになります。

「そっか…。出生前診断を受けなくて、障害がある子が生まれてきた場合、その状況を引き受けるだけで、もちろん『状況を引き受ける』ことは簡単なことじゃないかもしれませんが、少なくとも選択に伴う責任を引き受ける必要がないっていうことですよね」

3. 「知る」ことがもたらす効果は知る前にわかる？

知ることが必ず自分の人生にプラスの効果をもたらす、とは限りません。知ることで、逆に不幸になることもあるのです。そして、やっかいなことに、「知る」ことが自分の人生にプラスの効果をもたらすかもたらさないかは、誰にもわからないし、人や状況によって変わってしまうのです。

「ふ〜ん。何だか悩ましいですね…」

ところで、サキさん、今日のうちのブレンドコーヒーの味はいかがでしたか？

「気のせいかな、ちょっといつもよりまろやかな気がしました。マスターとの議論の内容はちょっと重かったですけど」

そう感じていただけてちょっとうれしいです。今日、サキさんにお出ししたコーヒーには、ちょっとした手間を一つ加えました。コーヒーをまろやかにおいしくするコツです。何をしたかわかりますか？」

「えぇっ？　そうですね…、ちょっと薄めた？　あ、いや、でもしっかりコ
クはあったしなぁ。マスター、企業秘密でなければ教えてください！」

いいですよ、実はドリップして、カップに注ぐ直前にサーバーの中にある
コーヒーを泡立て器で素早くかき混ぜました。空気をうまく取り込んだんです
よ。

「あ、それ、紅茶を高い位置から注ぐと空気が混じっておいしくなるってい
うのと同じ原理ですか？」

その通りです。

「今度、家でコーヒーを煎れるときにやってみます！」

サキさん、私はこのやり方を神奈川県の葉山にある『パッパニーニョ』って
いうお店のオーナーに教えてもらったのです。それまで、そんな方法でコー
ヒーをまろやかにするなど、思いつくことさえなかったので、教えていただい
てから、あらゆるコーヒーを泡立て器でかき混ぜるようになりました。でも
ね、ある日お客さんに言われて気がついたんですよ、豆の種類によっては、か
き混ぜないほうがしっかりとガツンと苦みとコクが最上の形で融合した味を出
せるものもあるとね。それ以来、「かき混ぜ作業」をするコーヒーを限定しま
した。この例などは、「知る」ことがプラスにもマイナスにもなった例かもし
れませんね。

「マスター、葉山の『パッパニーニョ』って、私、名前だけですが知ってま
すよ。食べログでコーヒーだけじゃなく、コーヒームースやクリームグラッセ
なども絶品で、静かで穏やかな雰囲気のロケーションって書いてあったかな」

サキさん、よくご存じで。

「それから、オーナーがサッカーの日本代表監督だった、ベッケンバウアー
さん…、ん、なんか違いますねぇ、確か日本人の方だった気が…（サキがスマ
ホで調べる）、あ、二宮寛さんっていう人だ！」

正解です。二宮さんが日本代表監督を務めたのは1970年代後半で目立った
成績は残せませんでしたが、代表選手に「日本代表としての誇り」を植え付け
たのは二宮さんだと言われています。先ほどサキさんが言及されたベッケンバ
ウアー氏は選手としても監督としてもワールドカップを制覇した、ドイツ人な
ら誰でも知っている元サッカー選手ですが、二宮さんはベッケンバウアー氏と

も知己の仲なんですよ。『パッパニーニョ』の店内には、たくさんの選手のサインもあります。

　「世の中には、すごい人がいますね…。私も今度行ってみます。日本代表の元監督の方が煎れてくれるコーヒーなんて、絶品に違いないですもんね」

　サキさん、それはどうかわかりませんよ。私は今『パッパニーニョ』のオーナーのお話をサキさんにしてしまいましたが、この情報がサキさんにとって「知ったほうがよい」情報だったのか、「知らないほうがよかった」情報なのか、わかりません。しかし、少なくとも、サキさんは、『パッパニーニョ』のコーヒーを純粋にニュートラルな、いわば「白紙」の状態で味わうことはできなくなってしまいました。「あの、二宮寛・元サッカー日本代表監督が煎れてくれるコーヒー」ですからね。それだけで、おいしくないわけがありません。「知る」ということで、サキさんはある種の先入観をご自身でご自身に植え付けてしまったかもしれませんね。

　「そっかぁ。そうですよね。なんでもかんでも知ったほうがよい、というわけではないですよね、確かに…。もしマスターよりも先にコトハに会うことになったら、「知ることは選択肢を増やすけど、選択することには責任が伴う。知らなければ選択に伴う責任を引き受ける必要がないんだよ」って伝えてみます。それで何を選ぶかはコトハ次第ですもんね。マスター、今度『葉山パッパニーニョ』に行ってみます」

　はい。ではもう一つ情報を。「カイザーブレンド」がお勧めです。いらした際は二宮さんによろしくお伝えくださいね。ありがとうございました！

第12章
見えない敵

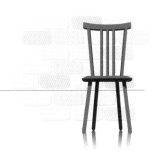

　新型ウイルスによる感染症拡大というニュースが連日流れている。世界中で、毎日感染者数、死亡者数が報告されている。病院では感染防止のために、マスク、手洗い、アルコール消毒が行われている。見舞客の来院は禁止された。密室で、対面で行われる言語療法は一時中止になった。身体接触も最小限にしなければならない。病院や施設での施設内感染も次々と報道されている。患者や利用者に必要なサービスは行わなければならない。提供するサービスが減れば、病院の収入も減るという事情もある。発症した家族のいる職員は出勤できない。マンパワー不足の中で、自分も感染しているかもしれないと思いながら、毎日体温を測る。「ピー」と音が鳴るまでの数分が長い。36度台だと確認するとほっとする。

　そんな中で、無頓着で楽観的な職員もいる。まるで他人事、自分は大丈夫だと思っているようだ。一方で、過剰な防御行動に出る人もいる。この人手不足の状況で退職するのだ。そして自宅に籠もっている。人間は感染しているかもしれないから誰にも会わない、物にはウイルスがついているかもしれないから触らない。

　スポーツイベントも、音楽ライブも、演劇も中止になった。学校も、図書館も閉鎖、レストランも居酒屋も閉店。

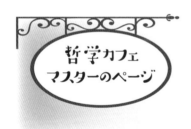

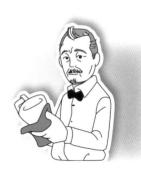

1. 私たちは何に対して困っているのか？

　お店を閉めてから1週間が経ちました。多くの常連客の皆さんから「夜の時間だけでもいいからお店を開けて」と要望されましたが…、やはりしばらくの間は、休業にさせていただこうと思っています。

　まぁ、とはいえ、ここ「ヘンプ」は、年寄りの道楽のような感じで私が趣味でやっている店なので、別にどうということはありません。でも、世の中には飲食業で生計を立てていて、真剣にお客さんが喜ぶ最上のものを提供しようと日々努力されてきた方々が数多くいらっしゃいます。そうした人たちにとっては、例えば国や公的機関からの休業要請は本当に死活問題です。

　コロナウイルスは私たちに混乱をもたらしていますが、いったい、私たちは何に対して困っているのでしょうか？　大規模なウイルス感染なんて、人類はたびたび経験してきました。ペストしかり、スペイン風邪（インフルエンザ）しかり。そして、どれも克服してきています。

　でも、残念ながら…、確かに「人類」は過去に何回も大規模感染症を経験してきましたが、現代を生きる「私たち」は大した経験はしていませんからね。ペストによって世界で約1億人が亡くなった14世紀に生きていた人に直接話を聞くことはできません。スペイン風邪によって世界で推定約5千万人の人が亡くなった1920年前後に生きていた人に直接話を聞くことも、ほぼ不可能と言ってよいでしょう。

　そう、**現状は多くの人にとって「初めての経験」なのです。**ペストやスペイン風邪が蔓延した頃にはなかった、**最強のはずの「科学的知見」**も、どうも当

てになりません。「次亜塩素水は除菌に有効だ」「いやいや、効果はない」「有効なのは次亜塩素水ではなく次亜塩素酸ナトリウム液でしょ」「えっ、次亜塩素水と次亜塩素酸ナトリウム液って、別物なの？」「両方とも除菌には意味ないよ。やっぱりポピドンヨード液でしょ！」などなど、**多くの一般市民の科学的知識は14世紀の人々とあまり大差はない**、と言ったら失礼でしょうか…。

「既存の考え方では対応できない」「何が正しくて何が間違っているか、まったくわからない」「先が読めない」「でも、すぐに何かアクションを起こさないといけない」という状況になったとき、いったい誰に頼ればよいのでしょうか。

2011年の福島第一原子力発電所事故の際も、今回のコロナウイルスの世界的蔓延状況下でも、多くの「専門家」がメディアに登場し、専門的見地から意見を述べています。でも、どうもピリッとしませんよね。「なにか、どこかが不十分」という印象はぬぐえません。こういう時はいったい誰を巻き込んだらよいのでしょうか。

私の答えは…、手前味噌を並べるようでたいへん恐縮ですが、「哲学者」です。

別に自虐的になっているわけではないのですが、私を含めて、世の哲学者（まぁ、正確には哲学研究者や倫理学研究者ですが）は、社会をよくするために、ほとんど役には立っていません。自称「役立たず」です。え？　そんなことを公言して、世の中の哲学者たちに怒られないのかって？　大丈夫です。まったく問題ありません。哲学者の誇り（プライド）は「世の中の役に立たない」ことなので、「役立たず」と言われると急に元気になる人がほとんどです。

私の学生時代の恩師は、ある中世のドイツの倫理学者の主要著書に「理性」「悟性」という言葉が何回出てきているかを丹念に数え上げ、論文にまとめていました。今ならそんなことはデータを検索すれば10秒もかかりませんが、検索の速さが問題なのではなく、「そんなどうでもいいこと」が「研究」として成り立っていた、というところがポイントです。

私は、世の中に「応用倫理学」という分野が市民権を得た頃に、倫理学の研究者になりました。皆さんが耳にしたことがある「生命倫理学」や「職業倫理学」「医療倫理学」「看護倫理学」などはすべて、この「応用倫理学」の一分野

です。

　私の論文など、前述の恩師からは「こんなものは哲学・倫理学の論文ではない。クズだっ！」と言われて怒られましたが、ま、恩師同様、私も「役立たず」の一人です。

　でも、一つだけ哲学者・倫理学者が、世の中の皆さんに誇れることがあります。それは、過去数千年の間、古今東西の哲学者たちが思索してきた無数の「考え方の枠組み」を把握していることです。これは本当に強みです。他の業界の人たちには無理でしょう。私たち哲学者は、長く不具合のなかったＡという考え方が立ち行かなくなったときに、即座に代案のＢ、Ｃ、Ｄ…を提案できます！

　あー、今どなたかの声が聞こえてきました。「マスター、あなたが今言ったことが本当に正しいのであれば、世の中で大きな社会問題が生じたときには常に真っ先に哲学者が頼られるはずなのに、これまでただの一度だって、哲学者が頼られたことはないじゃないか」って…？

　トホホ…。まったく、おっしゃる通りです。いやいや、申し訳ありません。哲学者・倫理学者の「欠点・短所」をお伝えするのを忘れていました。私たち哲学者の語りは常に抽象的です。別にわざとそうしているわけではないのですが…。例えば、「われわれ各人は、われわれのすべての人格とすべての力を、一般意志の最高の指導のもとに委ねる（ルソー）」[1]「理性的なもの、それは現実的であり、現実的なもの、それは理性的である（ヘーゲル）」[2]などですね。「はぁ??　何が言いたい？」と思われたなら、それが普通の感覚です。ご安心ください。

　なぜこんなに抽象的な表現になるかというと、哲学者の主な関心は「思考の枠組み」にしかないからです。わかりやすい例をあげましょう。

　哲学者と一緒に家を建てる際、哲学者が気合を入れて取り組むのは、どんな地震が起きても崩れず、どんな火災が起きても焼け落ちない骨組みの作成です。骨組みができるところまでは一緒に全力で作業をしますが、一度組みあがってしまうと、哲学者は家に帰ってしまうでしょう。その家の外装や庭に植える花の種類や、はたまたこの家にどんな家族が住むか、などにはまったく関心がありません。「自信を持って基礎は作った。あとは勝手にやってくれ」と

いう感じです。

　二千数百年の間、こんな感じでやってきたので、そりゃあ、ほとんど頼りにはされないでしょう。

2.　哲学者・倫理学者との付き合い方

　さて…、しばらく店はお休みにしますが、皆さんにお伝えしたいことが一つあります。それは「**哲学者・倫理学者をうまく利用してほしい**」ということです。

　これまでうまくいっていたことがダメになったとき、これまで役立っていたものが役立たなくなったとき、社会で「常識」と呼ばれていた価値観が大きく変動したときなどに、いったい何をすればよいのかがわからず人々が途方に暮れていても、哲学者は顔色一つ変えず次のステップに進む新しい視点を与えてくれるはずです。

　ただし、注意しなければならないことは、「哲学者は『絶対に』答えそのものは与えてくれない」ということです。**哲学者は行き詰った現状を打開するヒントはくれますが、そのヒントを使って、考えて、考えて、考え抜いて、具体的な打開策を導くのは自分自身**です。

　哲学者に具体的な答えを尋ねても、ほぼ無意味です。例えば、以下のような会話にしかならないでしょう。「このままだと年内に経営破綻するけど、結局『ある事柄があると、それに対立・矛盾する事柄が内部から現れ、この正と反が保存されつつより高い次元の合にまとめられる』っていうのを、どのようにして解決法に反映させればいいんですか！」「まぁ、わかりやすく言うと、その流動的な本性によって、諸形態は有機的統一の諸契機となっているので、この統一においてはそれらは互いに争いあわないばかりでなく、どの一つも他と同じく必然的であるということなんですよ。端的に言うと、必然的であるというこのことが、全体としての生命を成り立たせているということです」…。こんな答えを返されても、普通の人はストレスしかたまりませんよね。

　哲学者の話をしていて、今ふと思い出しました。このお店に関する個人的なお話で恐縮です。

　大学を辞めてドイツから帰ってきた私にこの地で哲学カフェを開くことを進めてくれたのも、看護師のナミさん・作業療法士のサキさん・言語聴覚士のコトハさん・理学療法士のリク君・ソーシャルワーカーのソウタ君といったコアな常連さんを最初に店に連れてきてくれたのも、そして、このお店に「ヘンプ」という名前を付けてくれたのも、岡本珠代さんという哲学者である私の先輩です。

　珠代さんは哲学・倫理学の可能性も限界も、長所も短所も知っていたので、医療・保健チームに哲学者・倫理学者を巻き込むことをずっと実践されてきました。珠代さんが、哲学者だけの会合に出席されていたのを私は見たことがありません。「哲学者が哲学者同士で議論してもあまり意味はなく、例えばヘルスケアチームの一員として議論することで、チームに新しい考え方の視点をもたらすことこそが重要なのではないか」と考えていたんじゃないかな、と推測します。

　うちの店名「ヘンプ」って…、変な名前だと思われるかもしれませんが、ご承知のようにこれは英語で「hemp」、つまり麻薬の一種である「大麻」の意味ですね。珠代さんは言ってました、「Tetsu さん、麻薬の名前を店名にするなんて、嫌だなと思ってるかもしれないでしょうけどね。大麻なんて、日本では非合法だけど、世界では医療に用いている国もあって、結局『善悪の基準は人の価値観で変わる』っていう、倫理学の根本問題に関係するからいいじゃない。この世ははかない浮世（憂き世）だからねぇ。自分自身は『地に足をつけてしっかり生きている』と思っていても、傍から見れば麻薬をやっているときのように浮き足立っちゃってるかもしれない。あ、それにね、hemp の花言葉は『運命』なのよ。Tetsu さんと私が出会ったのも運命でしょう」。

　珠代さんは2019年9月に亡くなりましたが、細々とでも私が哲学カフェを続けていることを喜んでくれていると信じます。

　さて、そういうわけで、哲学カフェ「ヘンプ」はしばらくの間、休業させていただきます。

　あぁ、そうそう、昔ネパールの王子様がいいことを言っていました。「他人の間違いに目を向けるな。他人がした事、しなかった事に目を向けるな。ただ自分がやった事、やらなかった事だけを見つめよ」[3]

「見えない敵」は自分の外にではなく、自分の「内側」にいます…。

また皆さんに近い将来、元気な姿でお会いできますように。

>> 引用文献 ･･

1）第一学習社編集部（編著）：テオーリア　最新倫理資料集　新版二訂．第
　　一学習社，2019，p190
2）同上，p199
3）同上，p58．シャカ族の王子だったゴータマ・シッダッタ（仏陀）の言
　　葉．

編集雑感

「見えない敵」は自分の外にではなく、自分の「内側」にいます…。

　日々の臨床の中でうまくいかないことはたくさんあります。そんなとき、マスターのこの一言を思い出すと、突破口が見いだせるような気がします。自分の考え方や価値観を相手に押し付けていないか？　相手の考え方や価値観に敬意を払っているか？　絶対に正しいことも絶対に間違っていることもない。正解は1つではなく選択肢はいくつもある…そんな新しい視点が加わると、うまくいくことが少しずつ増えていくような気がします。よかったらみなさんも試してみてください。（編集室）

倫理学の知識と
結び付ける章

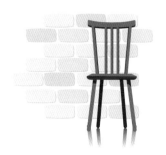

1.　倫理とは

　倫理（ethics）は、哲学に含まれる学問であり、人間の行動が正しいか間違っているか、どのように判断できるかを決める決め方を探るものである[1]。哲学は、熱のこもったディベートを通して発展してきたし、主張や対話そのものが哲学である。一方、倫理学では、哲学におけるディベートの結果得られた考えを使っていく。倫理は法律と同じではない。法律は、社会全体に影響を与える行動の正誤について社会的判断を示すものである。法律的には正しいが、倫理的には正しくない、あるいは、その逆がある。

　本書の事例の登場人物は、自分の行動が正しいかどうか疑いがあったり、他人の行動を正しくないと感じている。そして、哲学カフェを訪れる。登場人物たちの悩みは、すっかり解消されるわけではないが、世界に存在するさまざまな考えに触れ、びっくりしたり、余計に困惑したりしながら、より広く深く考えることができるようになる。広く深く考えて決めた行動であれば、結果がどうであろうと、受け入れることができるだろう。自分の行動も、他人の行動も、理由が理解できれば、受け入れることができる幅が広がる。

2.　倫理的悩み

　私たちは、直感的に間違っている、正しくないと感じ、モヤモヤした不快な気分になることがある。倫理的問題をはらんだ状況に出くわすと、倫理的感受性がはたらき、悩む。倫理的悩みには3種類ある（**表1**）[2]。タイプAの悩みは正しい行動が何かわからない悩みである。

表1 悩みのタイプ

タイプ	内容
A	正しい行動がわからない
B	正しい行動が何かわかるが、行うことができない
C	倫理的意思決定をする立場（ethical agent）ではない

　「バイク事故の彼」のサキは、担当する赤井さんの活動を、少しでも引き出すような関わりをすることが正しい行動だと思っていたが、赤井さんのガールフレンドの様子を見て、そうではないと感じるようになった。でも、作業療法士として、この患者にどのような関わりをすることが正しいかがわからない。これは、タイプAの悩みである。情報不足で正しい行動がわからないということもある。実際には、十分な情報が得られることのほうが少ないし、行動の結果は未来になってみないとわからないので、タイプAの悩みはとても多い。

　「ホットパック」のリクは、時間を見過ごした失敗を上司に報告することが正しいとわかっているのに、すぐに報告しなかった。これは、タイプBの悩みである。明らかに正しいとわかっていることができない理由はいろいろある。自分の保身のため、他人の面子のため、組織の維持のためなど、理由を明確に意識化することで、正しい行動を実行することができる場合もある。時間、物、経済的理由で正しい行動ができないことも多い。

　「帰る場所がない」のナミは、担当する青山さんの家族が、青山さんを家事をするだけの存在とみていることを正しくないと感じているが、それを主張する立場にない。ナミは青山さんの親戚でも友人でもないし、女性の地位向上を目指す活動家でもないからだ。これは、タイプCの悩みである。組織の中で個人の意思が反映されない状況もよくある。こうした状況であっても、正しい行動を考え、仲間を募り、戦略を練って行動を始める機会があるかもしれない。

3. 倫理的ジレンマ

　倫理的問題が生じている状況で、選択できる行動が複数あっても、どれも最

良の選択肢だと考えられないような状況を倫理的ジレンマという。「神の力」のナミは、熱心な信仰者である自身の両親の様子を見てきているので、神の力を信じている面もあり、ノアちゃんの父親とともに熱心に祈るということもできる。あるいは、治療チームの一員として医師の指示に従い、多職種と協力して、ノアちゃんの心身機能の発達や子どもとしての社会参加を促進するための支援をすることもできる。前者を選択すれば、ノアちゃんはその宗教のコミュニティで生きることになるだろうし、ナミもその一員になる。ノアちゃんもナミも、そのコミュニティ以外の世界とは離れてしまうかもしれない。後者を選択すれば、ナミはこれまでの仕事の仕方を継続できるし、ノアちゃんは他の障害を持つ子どもたちと同じように、少しずつ進んでいるインクルーシブな教育環境で育つことになる。ノアちゃんの両親やナミの両親は、熱心に祈らないナミの行動に不満を持つかもしれない。

　新型ウイルスの感染拡大を防止するための行動の選択は、まさに倫理的ジレンマ状況といえる。密閉空間、密集場所、密接場面を避けるという行動は、感染防止という目的を達するが、商店、食堂、劇場の営業を禁止し、文化芸術活動を抑制する。感染症で命を落とすことはなくても、経済的困窮や生きがいの喪失によって命を落とすことになるかもしれない。経済活動や社会活動を抑制しなければ、重症化して亡くなる人もいるが、多くの人は感染しても軽症で回復する。時間経過により集団免疫ができたり、ワクチンや治療薬が開発されるから、それを待つ間に悲劇は起こっても、長い目でみれば、被害が少ないのかもしれない。どの行動を選択しても、悪い結果が予想される中で、意思決定をしなければならない状況で経験するのが、倫理的ジレンマである。

4. 医療における倫理的問題を考えるときの4原則

　医療における倫理的問題は、4つの原則から考えていくことができる（**表2**）[3]。

(1) 自律尊重

　自律尊重（respect for autonomy）は、当事者の意思決定を尊重することが

表2 医療における倫理的問題を考えるときの４原則

倫理原則	概要
自律尊重	人間の自律（autonomy）を重視し、当事者の自律的判断を尊重する。カントの考えに由来する
無加害	相手を傷つけない。ヒポクラテスの時代から続く医の倫理原則
善行	相手にとってよいと考える行動を行う。思いやり、慈悲の心からの行動
正義（公正）	差別や不平等を避ける。正しい社会となるような行動を行う

正しいという考えである。「バイク事故の彼」では、患者である赤井さんが当事者である。しかし、赤井さんは自分の治療について説明を受けて理解して自律的に判断することができない。ヘルスケアスタッフの行動によって最も強く影響を受ける人を当事者と考えると、赤井さんの両親の意思決定を尊重することとなる。さらに、ガールフレンドも重要な当事者となるかもしれない。

　法律的には、合理的判断ができない人の替わりに意思決定をする人を決めることで、この問題に対処することができる。一方、倫理的には、関連するすべての人の意思を尊重しようとする。そして、関連するすべての人の意思が同じということは、めったにない。こうした状況においても、治療やサービスにより強い影響を受ける人の意向を中心に考えていくことができる。

　自律尊重の原則には、人間は正しい判断ができるという前提がある。これは、200年以上前にイマヌエル・カントというドイツの哲学者が言い出したことで、人間は自分に対してルールを課して行動することができるという考えである。そのルールは利己的なものではなく、誰にとっても正しいと考えられるものでなければならない。人間は感じたままに行動するだけではないし、自分の欲得のためだけで行動するわけではない。人間は、何が正しい行動か、みんなもそのような正しい行動をするとよいと考えることができ、そうした行動をしようと努力できる。当事者の自律的判断を尊重するのは、そのような人間の性質を大切にしようということでもある。

　「研究だから許されること」の事例に出てくる有名な哲学者は、カントであ

る。「人間を『手段』ではなく『目的』として扱いなさい」という主張から、当事者自身から出てくる答えを尊重するということになる。

(2) 無加害

無加害（nonmaleficence）は、害を与えない、あるいは害を少なくすることが正しいという考えである。「バイク事故の彼」でサキが悩むのは、赤井さんのガールフレンドが嘆く様子を見て、自分が精神的苦痛を与えていると感じたからである。苦痛を和らげようと赤井さんの回復状況を説明したが、彼女が泣き続けたことから、自分が害を加え続けていると思ったのだ。

「言葉が不自由なだけなのに」で、周囲の人々のコミュニケーションを取ろうとしない態度により、緑川さんが「ばかになった」と思ってしまうことを、コトハは怒っている。緑川さんの自己評価を低め、生活機能障害を引き起こすような、周囲の人々の態度は正しくないのだ。

無加害は、ヒポクラテスの誓い（p.161）にも記載されている。医学的治療の多くに副作用がある。治療のために使われる薬は、主症状を緩和するが、他の症状を引き起こしたり、他の疾患のリスクを高めたりする。何が害かを知り、その害を最小化する努力が求められる。

(3) 善行

善行（beneficence）は、相手にとってよいと思うことを行うことが正しいという考えである。何が相手にとってよいかがわからなければ、善行を行うことができない。すべての人にとってよいかどうかわからなくても、たいていの人にとってはよいだろうと推測することはできる。その推測が合っているかどうかは、行動の後の観察により確かめることができる。

行動を起こすことにより、相手の反応を知ることができるので、善行であったかどうかをうかがい知ることができる。行動した結果が与えた影響により、その行動が善行であったかどうかを判断することができる。善行を重ねることにより、推測の確実性が増すだろう。それでも、他者である相手にとって本当に何がよいかを、行動を起こす前から知ることはできない。

「言葉が不自由なだけなのに」で、ソウタが失語症の会への参加を提案しな

がらも、患者や家族のためにならないかもしれないと思っているのは、患者会への参加が当事者にとって本当によいことだという確信が持てないからである。それでもソウタの提案は、相手のことを思ってのものであり、善行の意思に基づいているといえる。

　本書に登場する人たちは、基本的には善行の原則に沿った行動をしている。患者や利用者にとってよいことは何かを考えて行動している。そして時々、相手よりも自分にとって都合のよいことを考えることがあり、そう考える自分に気づいている。

(4) 正義（公正）

　正義（justice）にはいろいろな考え方があるが、ヘルスケアにおいては、差別や不平等を避けるということが重要となる。「言葉が不自由なだけなのに」「帰る場所がない」では、病気になったことにより、緑川さんや青山さんが不当な扱いを受けているといえる。言語聴覚士のコトハや看護師のナミが怒っているのは、正義（公正）に反している現実を正しくないと考えるからだ。

　緑川さんと青山さんは、脳卒中という病気になり、心身機能障害が残った。脳卒中は生活習慣の改善により予防できると言われているが、疾病罹患を人間が完全にコントロールすることはできない。病気になった理由を、運動不足や食事の偏りなどが原因と決めつけて、患者自身を責めることは、無加害原則に反するし、特定の患者だけが責められるのであれば、不平等である。

　緑川さんは、失語症のために従来のようにコミュニケーションをとることができない。このコミュニケーション障害により、さまざまな活動に参加することが制限される。実際の物品を見せたり、ボディランゲージを使ったりすれば、簡単にコミュニケーション障害は克服できるにもかかわらず、障害を理由に活動参加を制限されるのは、不当な差別だといえる。

　青山さんは、家族にとって家事をするだけの存在だとみられていたとしたら、家族に遠慮して自由に生きることができないとしたら、不公平である。女性が家族の世話や家事労働を担ってきた歴史は長く、世界中に広くみられる現象である。

　何が正義かという理想社会のイメージは、理論家により異なっているが、個

人が抑圧されることなく、自由に生きることができる社会が公正であるという考えは広く浸透しつつある。障害や性別により差別されないということは、世界人権宣言、障害者権利条約などにより主張されている。

5. 専門職倫理綱領などに記載されている倫理的行動の基盤となる性質

ヘルスケア専門職の倫理綱領（p.169）は、倫理的性質について述べているので、それぞれの性質について紹介する（**表3**）。

(1) 正直さ

自分の気持ちや事実など、真実に向き合い続けようとする態度から、正直さ（veracity）が生まれる。

「ホットパック」のリクは、自分のミスを上司に正直に報告することが正しい。報告しないことは、嘘ではないが正直でもない。上司がリクに患者の皮膚の状態はどうだったかと聞いたときに、本当は赤くなっていたにもかかわらず、「変化はありませんでした」と言ったら、嘘をついたことになり、まったく正直ではない。

「神の力」のナミは、ノアちゃんの父親から宗教のことで相談に乗ってほしいと言われたとき黙っていた。「私はここでは看護師なので、医学的治療ではないことについて相談に乗ることはできません」とは言わなかった。倫理的な行動として求められる正直さとは、何でも思ったことをすべて話すということではない。状況により、何を話すかを判断する必要がある。この状況においても嘘を言うことは、正しくない。その気もないのに、「私もノアちゃんが治るように熱心にお祈りします」と嘘をつけば、父親はそのときは喜ぶかもしれないが、その後のナミの行動にがっかりしたり、裏切られた気持ちになるだろう。

(2) 誠実さ

約束を守ることで、誠実さ（fidelity）を示すことができる。ヘルスケア専門職の多くは国家資格を持っていることから、国により役割を果たすことを期

表3 倫理的性質の概要と対語

倫理的性質	概要	対語
正直さ	「嘘をつかない（don't tell a lie）」こと。嘘をつかないことは、真実を言うこと（telling truth）とまったく同じではない	嘘つき
誠実さ	約束を守る、相手からの期待を裏切らないこと	裏切り
インテグリティ	全体としてまとまりがあること。首尾一貫した行動をとることや、自分自身の一部を失わないこと	日和見
愛他（利他）性	自己中心ではなく、他者の利益のために行動すること	利己主義
オープンさ	偏見のない公平な広い心。新しいものを取り入れる寛容な態度	偏屈、頑固 秘密主義
信頼性	安定して、しっかりと、役割を果たすこと。インテグリティの一部となったり、インテグリティの高い人の行動の結果として判断されたりする	嘘つき 日和見
忠誠	人だけでなく、組織、社会、国家など自分が信じるものに対して、忠実であること。誠実さ（fidelity）よりも対象が広い	裏切り 変節、転向

待されていると言える。ヘルスケア専門職は、サービスを必要とする人々から、正しい行為を行う人であることを、暗黙の内に期待されている。それは、勤務時間内に限らず、生活全般において誠実な人間であることを期待されているということでもある。

「バイク事故の彼」のサキは、作業療法士として赤井さんが少しずつでもいろいろな活動をできるようになってほしいと考えている。しかし、赤井さんの両親やガールフレンドの期待に応えていないと感じて悩んでいるのである。結果的に期待に添わないことがあっても、関わりのプロセスにおいて、サービスを必要とする人の期待に沿う努力をすることは、誠実さである。

(3) インテグリティ

人間としての全体的まとまり、思考や行動の一貫性がある人は、インテグリ

ティ（integrity）が高い。その場その場で態度が変わったり、相手に合わせてさまざまな考えに同調したりする人は、信用できない。状況や相手によって言動を変える人は、柔軟性が高いとか、臨機応変とも言えるが、インテグリティは低い。何を考えているかがわからないし、どのような行動をとるかを想像できない。

　「帰る場所がない」で、家事ができないなら自宅退院はないという家族の選択に看護師のナミが怒り、「リウマチと認知症」で、言語聴覚士のコトハが患者にドリルを勧めないのは、インテグリティの高さゆえだとも考えられる。自分の信念と異なる行動を求められたときに、拒否をすることもあるかもしれないし、葛藤しながらも状況判断の後に、信念を曲げることもあるかもしれない。インテグリティが低ければ、状況や相手に合わせるだけで悩みも葛藤もないだろうが、信用されることもないだろう。

　サキは、出生前診断で障害児であるという可能性を知ったら人工妊娠中絶をすることに、明らかに反対である。これは、作業療法士として障害を持ちながら生きる人々を応援することと一貫している。この立場を貫けば、当然出生前診断で障害児が生まれる可能性があっても出産するだろう。もしもサキが、障害児の子育ては時間的にも経済的にも負担が大きく、これまでのように仕事や趣味を行うことができないから、人工妊娠中絶を選択するならば、著しくインテグリティが低いといえる。

　臓器移植について、自分の臓器は移植したいが、自分は他人の臓器を移植したくないと考える人は、臓器移植についてどのような考えを持っているのだろうか。他者の臓器を移植するということは、身体的インテグリティが損なわれるという見方もある。身体的にも精神的にも人間としてのまとまりを崩したくないと考えるならば、移植するドナーになることも、移植されるレシピエントになることも反対のはずである。一方、移植医療の発展を支持し、できるかぎりの治療をするという立場であれば、ドナーになることも、レシピエントになることも賛成のはずである。

(4) 愛他（利他）性

　善行の前提には愛他性（altruism）という性質がある。誰かの役に立ちた

い、誰かを助けたい、相手に喜んでもらいたいという性質が愛他性である。ハッピーエンドのストーリーが心地よいのは、愛他性があるからだ。

　複数の高齢者施設で、自由参加でお菓子作りのプログラムを行うときに、近所の子どもたちにプレゼントするためのお菓子を作る人を募集したときのほうが、単にお菓子を作る人を募集したときよりも参加者が多かったという報告がある。

(5) オープンさ

　率直な感想や意見を述べ、多様な考えに興味を持って知ろうとする態度は、オープンさ（open-mindedness）を示す。相手がどう思っているか、相手にどう思われるかが気になって、口を閉ざし、無表情で様子をうかがっていると、相手も疑心暗鬼になってしまい、みんながオープンではなくなってしまう。正直で、インテグリティが高いとオープンになることができる。

　オープンさは透明性（transparency）とも関連する。治療前のインフォームドコンセントでは、治療者が包み隠さず説明することで、透明性が保たれ、治療者と患者は信頼し合える関係になる。医療過誤があった後も、何が起こったかをきちんと説明することで透明性が確保でき、不信が生じにくくなる。

　ヘルスケアの分野では、失敗してはいけない、間違ってはいけないというプレッシャーがある。しかし、医療過誤を防ぐ第一歩は、「人間は失敗することがある」と認めることである。小さな失敗を明らかにして、その経験を共有し、将来の失敗防止に役立てることができる。誰でも、得意なことと苦手なことがあり、成功することもあれば失敗することもある。自分に対しても他者に対しても、正しくなければならないというプレッシャーをかけずに、より正しくあろうと努力することはできる。

　哲学カフェの常連客は、マスターとの対話を通してオープンになっているように見える。

(6) 信頼性

　予想どおりの結果を得たり、再現されたりすると信頼性（reliability）が高まる。椅子の形をした物は座っても壊れない。ほとんどの椅子は、木や金属な

ど固い素材でできていて、座面があるので、いちいち頑丈さを確かめずに座ることができる。

　インテグリティが高い人は、物事に対する立場が一貫しているので、ある事柄についてどうするかが予想しやすいので信頼できる。真実が一つであっても、嘘は何通りもある。嘘のつき方はバリエーションが豊富だが、つじつまを合わせることが難しくなり、一度嘘をつくとどんどん一貫性がなくなる。一貫性がないと信じることが難しくなる。

　信頼性の高い測定や評価法では、対象の状態が変わらなければ、繰り返し測ったときに近似の値になる。また、測定者や評価者が違っても近似の値になる。測るたびに体重が変わるような体重計は壊れている。

　研究においては、95％以上の人に効果があれば、その治療に効果があると判断することが多い。数名には効果的であっても、その他大勢の人には効果がなければ、信頼できる治療とはいえない。

(7) 忠誠

　自分が所属する組織の一員としての自覚を持ち、名誉を守る行動をとることは忠誠（loyalty）である。単に組織の規則や方針に従うだけならば従順ではあるが、忠誠ではない。組織の本来の目的、存在理由を理解し、自分自身のアイデンティティと照らし合わせ、その組織の一員であることを認めたうえで、考えて行動することが求められる。

　「バイク事故の彼」の登場人物たちは、この病院のシステムの中で働いている。各セラピストはそれぞれの部屋で治療を行い、カンファレンスでは、赤井さんの父親の希望のままに入院継続を医師が決めている。障害者となった患者とその家族の支援をするという目的のために、質の高いカンファレンスを行い、多職種によるチーム医療の特性を生かしたよりよいサービスを行うことはできそうだ。そのためには、登場人物たちが個人の苦悩や共感を超えて、組織改革を目指す行動を起こす必要がある。ヘルスケア専門職になるための教育を受け、国が制定した資格を取得しているということは、国から期待された役割を果たす義務があるということだ。就職して、給料をもらって働くだけではない。社会が認めた職業に就いているという自覚を持って、社会が期待する役割

表4 倫理的問題を考えたり、悩みやジレンマを解消するための理論

理論	概要
結果主義(功利主義)	利益が最大化する決定を正しいとする立場。犠牲があっても、それを上回る利益があるような決定が正しいとされる
義務論	行動の動機を重視する。よい志で行われたなら、よい行為となる。カント主義
徳理論	行為そのものではなく、有徳の人が行う行為であれば、皆が正しさを認めることができる
権利に基づく倫理	当事者の権利を基盤に考える
カズイストリー	原則などを設けず、一つ一つの状況に応じて考えていくという立場である
直感に基づく倫理	倫理原則や倫理理論に頼らず、直感的に正しいか間違っているかという判断を基盤とする
コールバーグの道徳性発達理論	子どもの倫理的発達段階（罰を避け快楽を得る行動→他者に喜ばれ権威やルールに従う行動→状況を分析し普遍的原則に基づいた行動）を示す
ケアの倫理	傷ついたり、弱ったりしている他者をケアするという人間本来の性質を基盤とする

を全うするために必要であれば、所属する組織がよりよい役割を果たすことができるように改革していかなければならない。よりよい社会になるよう努力し、行動することで、国と国民、社会と住民の期待に沿うことができる。

6. 倫理的問題を考えたり、悩みやジレンマを解消するための理論

　倫理的問題に直面したとき、何をどこから考えたらよいかを示す指針がある（**表4**)[4]。どの理論がいつ役立つか、使いながら考えてみることができる。

表5 臓器移植についての結果主義による分析

	臓器移植に賛成する	臓器移植に反対する
利益 （メリット）	・一人の脳死から複数の命が救える ・移植医療が進歩し安価で安全に行えるようになる	・人としてのまとまり（インテグリティ）が保持される ・ドナーの治療に専念できる
損害 （デメリット）	・臓器の物質化が進む ・臓器売買、社会的弱者へのしわ寄せが予想される	・技術の進歩により救える命が失われる

（1）結果主義

　結果主義（consequentialism）は、功利主義（utilitarianism）とも呼ばれ、損得勘定を基盤とする。行為の選択肢が複数あった場合に、それぞれの行為の結果として生じる利益と損害を比較して、利益が多く損害が少ないほうを選択するという考えである。結果がよければすべてよしという立場が結果主義である。利益には、経済的な利益、科学の発展、社会の進歩、救うことのできる人命の数、幸福度などが含まれる。損害には、経済的負担、社会の衰退、身体的損失や苦痛、精神的苦痛などが含まれる。

　結果主義は、権威や規則に従うのではないという点では倫理的であり、利害関係が生じる範囲すべてを考慮すれば平等な判断ができる。しかし、結果が明らかになる未来を確実に予想することはできないし、幸福度や精神的苦痛など損得を計算できない事柄があるという点で限界がある。

　「無愛想な治療者」で、コトハが無愛想であることをサキから責められているが、結果主義で考えると、治療者の愛想の善し悪しにより何が起こるかを予想して比較することになる。

　臓器移植に賛成するか反対するかという問題も、結果主義で考えることができる（**表5**）。

（2）義務論

　義務論（deontologism theory）は、イマヌエル・カント（1724〜1804）の考えに基づくもので、人間は何が正しいかを判断できるという前提に基づいてい

る。「〜したい」ではなく、「〜すべき」と自分自身に対して義務を課すことができる。その義務を全うすることが正しい行為だと考える立場である。結果論が結果を重視するのに対して、義務論では行為の動機を重視する。

「無愛想な治療者」でサキは、治療者は愛想よくすべきだと考えている。相手がどう感じるかを想像し、少しでも気持ちよくなるような言動を心がけることが治療者の義務だと考えているのだ。しかし、笑顔で明るい声で近づいて来る治療者をすべての患者が快く感じるかどうかはわからない。

義務論では、臓器移植に反対の立場をとる。人は最期まで自分の人生を生きるという目的としての存在であり、他者のための手段となるべきではないからである。

(3) 徳理論

徳理論（virtue ethics）は、多くの人から賞賛され信頼される高い徳を持つ人の考えを支持するという立場である。善き人は善き行いをするという考えに基づいている。判断に迷う難しい問題を解決するために、村の長、物知りのご隠居、高名な学者、宗教家や僧侶の意見や言葉を求めることがある。

有徳の人を特定することも難しく、有徳の人の条件を明らかにすることもなかなかできないが、一人ひとりが徳の高い人になろうとすることはできる。

(4) 権利に基づく倫理

1948年に国連が世界人権宣言（p.177）を発表してから、人権思想は広まりつつあるものの、人権侵害は至るところで起こっている。倫理的問題の解決を望む人たちが、人権尊重の基本姿勢を共有することで、合意に至る可能性はある。しかし、ある人の人権尊重が、別の人の人権を侵害することもあり、問題の解消には至らない場合もある。

(5) カズイストリー

カズイストリー（casuistry）は、原則を当てはめることなく、個々の事例をそれぞれ個別に検討していこうとする立場で、事例に基づく倫理（case-based ethics）とも言われる。実際に起こっている倫理的問題には、さまざま

表6 コールバーグの道徳性発達段階

レベル	段階	特徴的行動
1. 慣習以前	1. 罰と服従	罰を受ける行動を避ける
	2. 相対主義	報酬を得られる行動をする
2. 慣習的	3. 対人関係の調和	所属集団の他者から認められようとする
	4. 法と秩序	規則を守ろうとする
3. 自律的・脱慣習的	5. 社会契約遵守	規則に従うだけでなく、関係者の合意により行動しようとする
	6. 普遍的倫理原則	何が正しいかを自ら考え、普遍的な原則を導き出し、行動しようとする

な複雑な状況が絡み合っているので、原則を適用して解決できない。そこで、それぞれの状況を人間が持つ経験と英知で考えていこうとする。

(6) 直感に基づく倫理

人は直感的に正誤や善悪を判断する。倫理原則など倫理学の知識を知らなくても、正しい行動をとることができる人がいる。この人間の直感を信じ、重視する立場が、直感に基づく倫理（intuitionism-based ethics）である。

(7) コールバーグの道徳性発達理論

ローレンス・コールバーグ（1927〜1987）が、1971年に発表した理論で、子どもの認知的道徳発達の段階を示す（表6）。第1段階と第2段階は、幼い子どもの行動である。叱られたり不快な思いをする行動は行わず、褒められたりご褒美をもらったりすると行動を続ける。子どもが成長し集団行動を求められるようになると、第3段階に入る。他者から賞賛される行動、他者の気持ちを気遣う行動を行い、学校のクラスの中で「よい子」と言われるような行動をとる段階である。さらに第4段階になると、学校やクラスのルールに従う行動をとる。自分勝手な行動は規則によって統制される。第5段階になると、規則に対して批判的視点を向けることができるようになる。あらかじめ決められたルー

ルに問題があるなら、みんなで話し合ってルールを変えていこうという行動である。最後の第6段階は、何が正しいかを自律的に考え、その考えをできるだけ普遍的なものにしていこうとする。

　子どもは低い段階の行動しかとることはできないが、大人になると低い段階の行動だけでなく、より高い段階の行動をとることができる。本書は、第5段階と第6段階の行動をとるときに役立つと考えられる。倫理の知識は、従来の規則が間違っていたり、不適切だったりするのはなぜなのか、何がなぜ正しいのかを説明するための考え方や言葉を提供する。

(8) ケアの倫理

　キャロル・ギリガン（1936～）は、コールバーグの道徳性発達段階を、正義や普遍性といった男性的価値に基礎を置くものだと批判した。共感や同情といった女性が持ちやすい特性はきわめて道徳的であるにもかかわらず、コールバーグの発達段階ではこうした特性を説明できないと考えたのである。

　共感や同情は、他人事として他者の経験を理解するのではなく、相手の心情に寄り添って理解し支えようとする行動を導く。傷ついたり、弱ったり、助けを求める人に手を差し伸べるのは、ケアの精神であり、道徳性の発達を示すものである。何が正しいか、それが普遍的な原則かなどと考える前に、傷ついている人を放ってはおけない。このような行動を、ケア、ケアリングと呼び、これを基盤とする考えをケアの倫理という。ケアの倫理は、看護倫理の一部として取り入れられている[5]。

7. 倫理的問題に関連する概念

　ヘルスケア分野での倫理的問題を語るときに頻繁に使われる概念がある。ここで紹介するのは、20世紀後半から21世紀にかけて登場した比較的新しいものである（**表7**）。

(1) インフォームドコンセント

　インフォームドコンセント（informed consent）には、治療において患者が

表7　倫理的問題に関連する概念

インフォームドコンセント	ケア提供者や研究者が、提案する介入方法すべての詳細、利益、リスク、潜在的リスクを、クライエントや被験者に提示し、理解のうえで、選択、同意、拒否を得ること
守秘義務	ヒポクラテスの誓い「治療の機会に見聞きしたことや、治療と関係なくても他人の私生活についてのもらすべきでないことは、他言してはならない」から続くケア提供者の義務
パターナリズム	ケア提供者が、クライエントのためによかれと思って考えたり行動したりすること
ノーマライゼーション	障害があっても、家族と暮らし、近くの学校に行き、友達と遊び、地域活動に参加し、大人になったら働くというように、普通に暮らすことが、すべての人の権利だという考え
自立生活（アイエル）運動	身体的に自立するよりも精神的に自立することを重視するという主張で、アメリカの障害を持つ大学生が始めた社会運動で、各国に広まった
インクルージョン	排除（exclusion）の対語で、誰も差別されない、誰も置き去りにしない社会の状態を指す

治療者に与える場合と、研究において被験者が研究者に与える場合がある。どちらも、患者や被験者が十分な情報を得たうえで、同意、選択、拒否を自律的に判断する。

　治療において治療者は、患者が理解できるように説明する。患者は治療者が提案する治療に同意したり、選択肢が複数ある場合はどの治療を行うかを選択したり、治療を拒否したりする。治療によって最も影響を受けるのは患者なので、インフォームドコンセントは当事者である患者が納得して同意した治療を受けることを可能にする。インフォームドコンセントにより、治療が患者のためのものであることが明確になった。かつては、治療は治療者が決め、知識もなく情報も与えられない患者は受け身で治療されるしかなかった。英語で患者を表すpatientは耐えるという意味もあることも、この状態を示している。ヒポクラテスの時代から医学的知識は、患者や一般人には教えてはいけないという考えが続いていたが、インフォームドコンセントは長年続いたこの慣習を覆

した。現在は、医学的知識に容易にアクセスできるようになり、各治療法の功罪や成績も公表されるようになってきた。知識は特権階級が独占するものではない。私たちは自分の能力に応じて理解し、考え、判断することができる。

　日本では、1997 年の医療法改正の際に「医療を提供するに当たり、適切な説明を行い、医療を受ける者の理解を得るように努めなければならない。(医療法第 1 条の 4 第 2 項)」と記載された。

　研究において研究者は、研究目的や依頼内容について、被験者が理解できるように説明し、被験者の自発的な同意を得なければならない。期間の制限はあるものの、多くの研究では、被験者は研究の途中で同意を撤回することができる。ドイツのナチスや日本の七三一部隊が行った人体実験の反省から生まれたニュルンベルク綱領 (p.162) を契機として、医学研究における倫理的配慮が必須のものとなった。

　日本では、「ヒトゲノム・遺伝子解析研究に関する倫理指針」(文部科学省、厚生労働省、経済産業省、2001 年)、「疫学研究に関する倫理指針」(文部科学省、厚生労働省、2002 年)、「臨床研究に関する倫理指針」(厚生労働省、2003 年)、「人を対象とする医学系研究に関する倫理指針」(文部科学省、厚生労働省、2014 年) などが発表され、改定が繰り返されている。

　インフォームドコンセントには、イベントモデルとプロセスモデルがある。イベントモデルは、説明書に署名を行うもので、ある時点で行われ、証拠として扱われる。プロセスモデルは、治療者と患者、研究者と被験者が、関わりを持つ期間全体を通して行われる。患者や被験者は、疑問があればいつでも質問でき、状況に応じて修正や変更をすることが可能となる。

(2) 守秘義務

　程度の差はあるが、たいていの人は他人に勝手に自分の情報を知られたくないと思っている。自分のことを勝手に知られたり、見られたり、操作されない権利をプライバシー権という。2005 年に施行された個人情報保護法により、氏名、住所、生年月日、診断名、職業、趣味など、どの範囲を秘密にするか、どの範囲を公開するかについて、当事者の許可を得ることとなった。

　職務上知り得た情報を秘密にしておくという義務は、ヒポクラテスの時代か

ら言われており、守秘義務という言葉で浸透している。専門職同士の情報共有や意見交換において、当事者から特別に許可を得ていない場合には、匿名性を確実にするための工夫をする。固有名詞を避け、仮名や記号を使い、個人が特定できないよう配慮する必要がある。

(3) パターナリズム

　インフォームドコンセント以前の時代には、治療者が患者のためによかれと思って決めた治療が行われていた。これは、父親（パター）が子どものためを思って勝手に子どもの将来を決めてしまう状況に似ているので、こうした態度や行動をパターナリズム（paternalism）という。

　患者よりも、圧倒的に多くの医学的知識を持っている治療者が、患者が理解できないであろう治療の詳細を患者に説明しないのは、パターナリズムではないが、患者は説明を聞いたら不安になるだろうからと考えて患者の意向を聞かずに治療をすることはパターナリズムである。

　十分な判断能力のある患者に対して、一方的に治療を決める治療者のパターナリズムが正当化されることは少ない。しかし、感情的に混乱状態にある患者が、後々治療者のパターナリズムに感謝することもあるかもしれない。

(4) ノーマライゼーション

　誰でも普通の生活をする権利があるという主張や普通の暮らしを推進する運動を、ノーマライゼーション（normalization）という。何が普通（ノーマル）かは、地域や時代によって異なるが、障害児が幼い頃から両親と離れて施設で暮らし、障害児だけが通う学校で学び、障害者だけが働く作業所で多くの時間を過ごすことは、普通ではない。病気や心身機能障害がある子どもも、どこに生まれた子どもも、親に愛され、同世代の友人を持ち、教育を受け、働き、楽しむ権利がある。こうした普通をすべての人に保証しようという考えである。

(5) 自立生活運動

　自立生活運動（independent living movement；IL 運動）はアメリカの障害を持つ大学生が始めた社会運動で、各国に広まった。服を着替えて食事をする

のに2時間かかるために仕事に行けない障害者より、介助を受けて仕事をする障害者のほうが自立していると主張した。身体的自立よりも精神的自立、つまり自分で決めるという自律を重視するという考えから生まれた運動である。

　リハビリテーションは、道具を使ったり、やり方を工夫したりして、できるだけ介助を受けずに身の回りの活動を行うことを目標とすることがあり、それは現在も続いている。患者本位の医療、利用者主体のサービスと言いながらも、時間がかかっても努力しても一人でできると自立度が向上したと捉えるのである。IL運動は、こうしたリハビリテーションの考えに疑問を投げかけた。何に時間を使い、何を努力するかを決めるのは、当事者であるべきだ。

　IL運動は、当事者の自己決定重視の思想が普及するきっかけとなり、「私たちなしで私たちのことを決めないで（Nothing about us without us）」というスローガンにつながった。

(6) インクルージョン

　インクルージョン（inclusion）は、排除（exclusion）の対語で、包摂という訳語が充てられることもある。障害、高齢、性的志向、貧困、一人親、特定の民族、疾患、業種、趣味など、個人が持つ特性に応じて社会が分断され集団が形成される傾向がある。各集団はその集団に属さない特性を持つ人を排除する。社会にはひときわ大きな力を持つ集団が生まれ、社会全体をコントロールし、その集団に属さない人たちは社会の隅に追いやられていき、格差が拡大する。現在の日本の政治家は中高年の男性が多く、女性や障害者や外国籍者の親を持つ子は少ない。何世代も前から政治家や企業役員が続く家に生まれた中高年の男性が主流を占める社会において、主流に属する人たちが有利になる仕組みができあがりやすい。その結果、主流以外の特性を持つ人々が排除され、自由が制限される可能性がある。

　社会は、その社会に所属する人みんなのものなので、みんなが参加できるようにしていく必要がある。誰もが差別されず、自由に参加できるような社会の状態をインクルージョンという。WHOが2010年に発表した「地域に根ざしたリハビリテーション（CBR）ガイドラインでは、地域に根ざしたインクルーシブ開発（CBID：Community Based Inclusive Development）を目指すとし

ている[6]。インクルージョンは完全に達成できる目標ではないかもしれない
が、より多くの人が自由に参加できる社会をビジョンとして、それに近づく努
力を続けることができる。

8. 現代正義論

　正義（justice）については、哲学、倫理学、法学の中で議論され、さまざま
な考えがある。誰もが自分が信じる正義があるので、違うのは当然と放置する
こともできるが、社会は複数の個人により成り立っているので、どんな社会が
正しいかについて議論してある程度の合意を得なければ行動できないこともあ
る。先人が考えた正義論を贈り物として受け取り、これからの社会について考
えることができる[7]。ここでは、代表的な考え方の概略を紹介する（**表8**）。

(1) リベラリズム

　リベラリズム（liberalism）は、ジョン・ロールズ（1921〜2002）が1971年
に出版した「正義論（A theory of justice）」で示された考えで、個人の自由を
基盤としながら、できる限りの社会的平等を目指す。人は誰でも政治活動、言
論、集会、思想、個人財産などの自由を持ち、社会は平等であるべきだ。しか
し、社会には格差が生まれ、不遇な人々が存在するので、こうした人々のため
になるのであれば不平等があってもよいとする。例えば、政治家の世襲は不平
等を生み出すが、それにより社会的弱者に対する政策が継承され、社会全体と
しての人々の暮らし向きがよくなればよいという考えである。

　リベラリズムでは、条件付きで格差を容認するが、機会平等を主張する。差
別や偏見により自由が制限されることがあってはいけないとする。ロールズ
は、社会は市民による冒険的協働の企てだと考えた。つまり、自由な構成員
が、自分たちが所属する社会をみんなで作り上げていこうということだ。

　「言葉が不自由なだけなのに」でコトハが怒っているのは、失語症に対する
無理解により、周囲の人々の態度が当事者の自由を奪っているからである。

　ロールズは個人財産など基本財の平等を唱えたのに対し、アマルティア・セ
ン（1933〜）は、それを自由に使えること、個人が価値ある生活を選ぶ自由と

表8 現代正義論

立場	きわめて簡単な説明
リベラリズム	個人の自由を重視するが、できる限りの平等を志向する。機会均等により格差の拡大と継続を防ぐ
リバタリアニズム	個人の自由を重視し、国家による干渉は少ないほうがよいと考える。無政府主義から最小福祉国家まで幅がある
コミュニタリアニズム	個人から社会背景を切り離すことはできない。社会の中で不利益を被る人々の立場を考慮して、社会全体を考える
フェミニズム	正義の語り手に女性を含める。男性中心主義社会で女性が構造的に被っている不正義を指摘する
コスモポリタニズム	国境を越える正義の構想。グローバルな貧困問題の解決を図ろうとする
ナショナリズム	国民国家を重視し、国民であることが個人のアイデンティティの一部だと考える

いう基本的ケイパビリティが平等であるべきだと述べた。財産が多くあっても使えなければ目的を果たさないというわけだ。センの考えは、外出に際してバリアフリー環境や支援者を必要とする障害者の生活を考える際には有効となる。その一方で、何に価値を置くかは個人により多様であるため、年金や社会保障費など政策として基本財の配分を決めることが困難となる。

(2) リバタリアニズム

　リバタリアニズム（libertarianism）は、個人の自由を最重視する考えである。ジョン・ロック（1632〜1704）は個人の自由を守ることは命を守ることと同じくらい重要だと考えた。アダム・スミス（1723〜1790）は個人が自由に経済活動をすることを推奨した。リバタリアニズムは日本を含む多くの資本主義国家の政策と通じる考えである。

　リバタリアニズムを信奉する人は、誰に何のためにお金を出すかを自分で自由に決めることのできる寄付には賛成するが、何に使われるかを国家が決める税金の支払いには反対する。リバタリアニズムには、無政府主義、アナーキズ

ムと呼ばれるような、国家は不要だという主張から、最小限の福祉政策は必要だという立場まで幅があるが、共通するのは個人の自由が最大化するような社会を正しいと考えている点である。

「帰る場所がない」のカフェでマスターが話題にする「他人に迷惑をかけない限り、愚かだと思われることでもやれる権利（愚行権）」はリバタリアニズムの考えに通じる。

(3) コミュニタリアニズム

コミュニタリアニズム（communitarianism）は、社会的弱者が存在することを前提に社会全体のことを考える立場である。

マイケル・サンデル（1953～）は、社会から切り離した個人を想定することはできない、誰もが特定の共同体の中で位置づけられて生きていると主張した。そして、学校や交通手段など共同体が共有するものは、みんなにとっての善（共通善）であるから、共同体がよりよくなるように、みんなで話し合っていくことを重視した。

コミュニタリアニズムには、アラスデア・マッキンタイア（1929～）に代表されるように、共同体の伝統や秩序を重んじる立場も含まれる。共同体の善が個人の善を完成させるという考えである。共同体が認める価値に沿うことにより、個人の価値も高まるという立場をとる。

「バイク事故の彼」でサキが悩んでいるのは、病院の作業療法室の中では回復が見られている患者であっても、その患者が暮らす社会で認められる回復ではないということに気づいたからである。

「帰る場所がない」で主婦としての役割を果たしていた青山さんは、共同体の価値に沿った生き方をしていたが、病気になり障害者となったことで家族の価値に沿って生きることができなくなってしまった。サンデルは、共同体の共通善はみんなで守り育てていくものだという。サンデルの考えに従えば、共同体を構成する人たち、つまり青山さんの家族や知人などの関係者で、よく話し合って共通の善を見いだしていくことになる。

「無愛想な治療者」のカフェで、マスターがよりよいチームについて話している。個人が自分の長所を発揮し過ぎてチームの調和がとれなくなることも、

チームの調和のために個人が言動を控えることも避けなければならない。コミュニタリアニズムの視点に立つと、個人の自由と社会の調和というジレンマに常に向かい合うことになる。

（4）フェミニズム

　人間と訳される言葉である英語の man、フランス語の homme は、男性を意味する。フェミニズム（feminism）は、女性や性別についての議論の必要性を指摘する。シモーヌ・ド・ボーヴォワール（1908～1986）は1949年に出版した本「第二の性」の中で、人は女に生まれるのではく、女になるのだと述べた。社会が女としての振る舞いを期待することにより、女として成長していくことになるという考えである。生物学的性差を性別（sex）というのに対し、社会構築的性をジェンダーという。世界の多くの地域で性別による社会のポジションが決められてきたという長い歴史がある。

　社会から女性らしさを押し付けられることが個人の自由を制限すると考える人たちの中にも、いくつかの考えがある。女性が出産や家族の世話など他者の利益のための手段として扱われることは正しくないというのはカントの考えに通じるので、カント的フェミニズムと呼ばれる。

　ギリガンのように、共感や同情といった女性が持つ特性に着目する立場もある。トリル・モイ（1953～）は、メルロ・ポンティ（1908～1961）の「生きられた身体（lived body）」概念を使い、月経のある身体、弱い身体を持っている人たちと捉えていこうと主張した。

　アイリス・マリオン・ヤング（1949～2006）は、シングルマザーなどが困窮していることは自己責任だという考えに反論した[8]。社会的弱者の問題を解決する責任は、個人ではなく社会のみんなにあると主張した。困窮する人々は、自由に選択できたのにそれをしなかった結果として困窮しているわけではないことを多くの事例で説明している。

　マーサ・ヌスバウム（1947～）は、これまでの正義論が女について考えていないことを指摘し、これは障害者や動物についても考えていないことと同様だと述べた。ヌスバウムは、神話や物語などに描かれる人間の生に共通する内容を導き出し、人間に備わっている生命、健康、理性など10のケイパビリティ

を明らかにした[9]。そして幸福など人間が生きる目的を達するためにはこうしたケイパビリティが必要だと考えた。

「帰る場所がない」でナミが怒っているのは、家族が青山さんを手段として扱っているからである。友人が結婚後に仕事を辞めてしまうことを怒っているのも、女はまず家族のために尽くせという社会的圧力が自由を奪っていると感じているからである。障害者に対する社会の画一的な見方も当事者の自由を奪う。性的マイノリティに対する偏見は、男女の性別を前提とする考えから生じる。フェミニズムは、男性優位社会に対して批判し、性を男女に二分することを批判し、そして人間とは何かを考えることに広がっている。

(5) コスモポリタニズム

コスモポリタニズム（cosmopolitanism）は、世界全体を一つの社会として考えようとする立場である。第二次世界大戦後の 1945 年に国際連合（国連）が設立され、1948 年には世界人権宣言が発表された。どの国や地域でも共通して守るべきルールが示されたのである。しかし、70 年以上たった現在でも人権侵害がなくなったわけではない。

1980 年代後半からグローバル化が急速に進んでいる。多国籍企業が増え、物流とインターネットによる世界的交流が拡大し続けている。その結果、世界的な貧富の格差が明確になってきた。どの国のどこに生まれるかにより人生は大きく左右される。清潔な水がない、栄養のある食事ができない、教育を受けられない、病気になっても医療を受けられないといった人がいるという不平等を見過ごすことはできないという考えがある。トマス・ポッゲ（1953〜）は、ロールズの正義論を、国境を越えて適用しようと考えた。世界を一つの国家と捉え、世界市民としてみんなで世界国家のあり方を考えていこうという提案である。

コスモポリタニズムの中には、世界の不平等を減らすという考えに賛成する人から、実際に不平等を減らすためには自国と他国が同じレベルになるまで寄付すべきだと考える人まで幅がある。

国連は、2000 年にミレニアム宣言を発表し、2015 年には持続可能な開発目標（SDGs）（p.181）としてより具体的な行動目標を示した。誰も置き去りにしな

い世界を目指すという考えは、コスモポリタニズムに通じる。

　本書に登場するソウタは、世界の貧困や不平等への関心からソーシャルワーカーになったと述べている。しかし、世界全体を相手に仕事をすることはできないので、理想と現実のギャップにしばしば悩んでいる。しかし、ソウタの発想はコスモポリタニズム的であり、望ましい社会というビジョンに向かって自身の行動を振り返り、整理し、未来に向かって歩み続けている。

(6) ナショナリズム

　ナショナリズム（nationalism）は、国単位での正義を求めようとする考えである。国境を越えて市民生活に参加する人はほとんどいない。多くの人は、自分が暮らす国をよりよいものにするために行動することができる。世界国家が実現すれば、ナショナリズムとコスモポリタニズムが考える社会は同じものになるが、実際には世界国家は存在しない。

　社会はそこに所属する人たちの冒険的協働の企てだというロールズの考えは、民主的な選挙制度のある国家にしか適用できない。

　ナショナリズムは、愛国心を重視する。出身国や国籍は個人のアイデンティティの重要な一部だと考える。自然、資源、伝統、文化を共有する国民としてのアイデンティティが、個人のアイデンティティを形成するということになる。国際試合で自国の選手を応援したり、他国よりも自国の利益を優先することを正当だと考えたり、他国による自国への干渉を不快に思うのは、ナショナリズムの性質が示されているといえる。

　ナショナリズムが基盤とするネイション（nation）は流動的な場合もある。戦争などにより国境線が変わったり、生まれた国と市民権を持つ国が違ったりする。どの範囲を自分と同じネイションと捉えるかは、状況や立場によってさまざまである。

　この章に登場する学者の氏名がカタカナ記載であることから、日本人の思想が含まれていないことが気になる読者もいるかもしれない。日本人のことは日本人でなければ考えることができないという発想は、ナショナリズムに通じる。

≫ 引用文献··

1) Garrett TM, Baillie HM, Garrett RM：Health Care Ethics：Principles and Problems. 5th ed, Pearson, 2009
2) Purtilo RB, Doherty RF：Ethical Dimensions in the Health Professions. 4th ed, Elsevier Saunders, Philadelphia, 2005
3) Beauchamp TL, Childress JF：Principles of Biomedical Ethics. 4th ed, New York, Oxford University Press, 1994
4) Kornblau BL, Burkhardt A：Ethics in Rehabilitation：A Clinical Perspective. 2nd ed, Slack, 2012
5) 小林道太郎：ケア倫理は看護倫理にどう貢献しうるのか：ケアの諸局面の倫理的要素から. 日本看護倫理学会誌 6(1)：20-29, 2014
6) 日本障害者リハビリテーション協会（訳）：CBR ガイドライン日本語訳. 世界保健機関（WHO）, 2010
https://www.dinf.ne.jp/doc/japanese/intl/un/CBR_guide/index.html
7) 神島裕子：正義とは何か　現代政治哲学の6つの視点. 中公新書, 2018
8) アイリス・マリオン・ヤング（著）, 岡野八代, 池田直子（訳）：正義への責任. 岩波書店, 2014
9) マーサ・C・ヌスバウム（著）, 神島裕子（訳）：正義のフロンティア　障碍者・外国人・動物という境界を越えて. 法政大学出版局, 2012

年表

年	出来事
紀元前	山海経（薬）
	ヒポクラテスの誓い
1C〜	ガレノス、華陀
16C	救貧法（イギリス）
1796	ジェンナー天然痘ワクチン開発
18C 後半〜	道徳療法（フランス）
1789	フランス人権宣言
1870s	癲狂院、養育院設立（日本）
1884〜	セツルメント運動広がる
1889	シカゴにハルハウス
1804	華岡青洲が全身麻酔手術
1895	レントゲンが X 線発見
1890	北里柴三郎ほかが破傷風ワクチン開発
1900	WHO 国際疾病分類（ICD）
1913	梅毒病原体発見（野口英世）
1928	ペニシリン発見
1931	らい予防法（〜1996）
1933	断種法（ドイツ）
1936	精神科でロボトミー手術
1938	精神科で電気ショック療法
1940	ナチスが精神病患者を虐殺
1946	WHO 健康の定義
1947	ニュルンベルク綱領
1947	日本国憲法施行
1948	国連世界人権宣言
1948	優生保護法（〜1996）
1948	医療法、医師法、保健師助産師看護師法(2001に名称改正)
1952	ポリオワクチン、抗精神病薬
1952	精神障害の診断と統計マニュアル（DSM）（アメリカ精神医学会）

年	出来事
1953	凍結精子での人工受精児誕生
1957	脳波測定法
1965	理学療法士及び作業療法士法
1968	X 線 CT 装置
1972〜	障害者の自立生活運動
1973	MRI による画像撮影
1978	体外受精児誕生
1980	WHO 国際障害分類（ICIDH）
1980	心的外傷後ストレス障害PSTD
1981	国連国際障害者年
1982	HIV 発見
1982	老人保健法（〜2008）
1986	WHO オタワ憲章
1987	社会福祉士及び介護福祉士法
1997	言語聴覚士法
1997	介護保険法(2000〜制度適用)
1998	手術ロボット臨床利用
2000	国連ミレニアム宣言
2000〜	健康日本 21
2001	WHO国際生活機能分類(ICF)
2002	健康増進法
2003	ヒトゲノムプロジェクト完成版公開
2005	筋電義手の実用化
	個人情報保護法
2006	国連障害者権利条約(2014日本批准、2016 障害者差別解消法施行)
2008	後期高齢者医療制度
2013	DSM-5
2014	iPS 細胞の臨床適用
2015	国連持続可能な開発目標（SDGs）
2018	WHO ICD-11

あとがき

　1年前の9月、岡本珠代さんが亡くなりました。お茶の水女子大学で哲学を学び、2度アメリカに留学して医療倫理の博士号（ミシガン州立大学）を取得し、1995年に私と同時に広島県立保健福祉短期大学作業療法学科の教員になった人です。アメリカの作業療法の文献にハイデガーやサルトルが出てきて、ちんぷんかんぷんだった私は、珠代さんによく質問しました。答えは一つではありませんでした。珠代さんもよく質問しました。私たちは、英語で書かれた医療倫理の文献を読む勉強会をすることにしました。ヘルスケア専門職のための倫理教育というテーマで、何回か大学から研究補助金を得て、外部講師を招いてのセミナーも行いました。ある日、珠代さんが本書の共著者である上野哲さんを連れてきました。珠代さんが大学を定年退職した後も、倫理研究会は細々続いています。

　最初、サキは私でした。「バイク事故の彼」は私が経験した事例に基づいています。31歳でアメリカに留学して、ウェスタンミシガン大学で医療倫理の集中講義を受けたとき、事例を思い出して涙が止まりませんでした。着地点の見えない心のモヤモヤをどうすることもできませんでした。よかれと思っての言動がどこかに歪みを生む、だからといって、他者との関わりを減らせば、人生は貧しくなり、社会はすさんでいく、自己利益優先で他者への配慮に欠ける言動を目にすると腹が立つ。やはり人間は、何がよいかを考え続け、他者と社会と結び付いていかなければならないのだと思いました。倫理の知識や考え方は、心のモヤモヤを少し晴らしてくれます。

　倫理の文献を読む中で、医療や福祉の現場では当然正しいとされていることを、問い直す機会がたびたびあります。例えばQOL、Quality of Lifeの略で、生活の質とか人生・生命の質と訳され、QOLの向上がヘルスケアサービスの成果とされることがあります。しかし、生活や命に高い低いがあるという前提は正しいでしょうか。どの命を他の命より優先するのでしょう。どの生活を他の生活より価値があると考えるのでしょう。その考えは年齢や健康状態によって変わるのでしょうか。社会のあり方によって、QOLの考え方はどのように変

わるのでしょう。

　人が死ぬとはどういうことなのでしょう。死んでいないということが、生きているということなのでしょうか。生きるとはどういうことなのでしょうか。こうした問いが次々と生まれ、この問いから対話が始まっていきます。ヘルスケア専門職と哲学者が対話を続けることで、個人の人生に深みが増すだけでなく、サービスを受ける対象者や社会にも何らかの恩恵がもたらされるのではないかと考えています。

　珠代さんは、よく驚き、よく質問し、よくメモを書いていました。憲法9条を守る運動や、原子力発電所建設反対運動に参加していました。何を支持するか、何に反対するか、それはなぜか。哲学や倫理学を勉強すると、自分の前に立ち現れたものに対して、どう向き合うか、自分自身に合理的に説明しようと試みるようになるのだと思います。

　私の中には、リクもいます。コトハに共感することもあるし、ナミを応援することもあります。ソウタと同じ悩みを持つことも多々あります。ヘンプのマスターは、身近な現実に起こる出来事とそこから生じる感情を、時空を超えた思考の世界へ連れていってくれます。生まれた時代も場所も違う人間たちが考えたこと、残した言葉、まとまりを持ちつつある思想が、対話を実り多いものにしてくれます。読者の皆さんは、ヘンプのお客の一人として、独り言を言ったり、つっこみを入れたりしてみてください。本書の事例について、他の人と話してみることもお勧めします。哲学や倫理学に親しみを持つ人が増えて、興味深い対話を楽しむ機会を作れたらいいなと考えています。

　2020年9月28日

　　　　　　　　　　　　　　　　　　　　吉川ひろみ

付　録

1.　ヒポクラテスの誓い（紀元前5世紀、小川鼎三・訳）

　医神アポロン、アスクレピオス、ヒギエイア、パナケイアおよびすべての男神と女神に誓う、私の能力と判断にしたがってこの誓いと約束を守ることを。

　この術を私に教えた人をわが親のごとく敬い、わが財を分かって、その必要あるとき助ける。

　その子孫を私自身の兄弟のごとくみて、彼らが学ぶことを欲すれば報酬なしにこの術を教える。そして書きものや講義その他あらゆる方法で私の持つ医術の知識をわが息子、わが師の息子、また医の規則にもとずき約束と誓いで結ばれている弟子どもに分かち与え、それ以外の誰にも与えない。

　私は能力と判断の限り患者に利益すると思う養生法をとり、悪くて有害と知る方法を決してとらない。

　頼まれても死に導くような薬を与えない。それを覚らせることもしない。同様に婦人を流産に導く道具を与えない。

　純粋と神聖をもってわが生涯を貫き、わが術を行う。

　結石を切りだすことは神かけてしない。それを業とするものに委せる。

　いかなる患家を訪れるときもそれはただ病者を利益するためであり、あらゆる勝手な戯れや堕落の行いを避ける。女と男、自由人と奴隷のちがいを考慮しない。

　医に関すると否とにかかわらず他人の生活について秘密を守る。

　この誓いを守りつづける限り、私は、いつも医術の実施を楽しみつつ生きてすべての人から尊敬されるであろう。もしこの誓いを破るならばその反対の運命をたまわりたい。

2. ニュルンベルク綱領 (1947、笹栗俊之・訳)

条文	略
1. 被験者の自発的な同意が絶対に必要である。 　このことは、被験者が、同意を与える法的な能力を持つべきこと、圧力や詐欺、欺瞞、脅迫、陰謀、その他の隠された強制や威圧による干渉を少しも受けることなく、自由な選択権を行使することのできる状況に置かれるべきこと、よく理解し納得した上で意思決定を行えるように、関係する内容について十分な知識と理解力を有するべきことを意味している。後者の要件を満たすためには、被験者から肯定的な意思決定を受ける前に、実験の性質、期間、目的、実施の方法と手段、起こっても不思議ではないあらゆる不都合と危険性、実験に参加することによって生ずる可能性のある健康や人格への影響を、被験者に知らせる必要がある。 　同意の質を保証する義務と責任は、実験を発案したり、指揮したり、従事したりする各々の個人にある。それは、免れて他人任せにはできない個人的な義務であり責任である。	自発的同意が必要
2. 実験は、社会の福利のために実り多い結果を生むとともに、他の方法や手段では行えないものであるべきであり、無計画あるいは無駄に行うべきではない。	無計画や無駄はダメ
3. 予想される結果によって実験の遂行が正当化されるように、実験は念入りに計画され、動物実験の結果および研究中の疾患やその他の問題に関する基本的な知識に基づいて行われるべきである。	計画と基本知識が必要
4. 実験は、あらゆる不必要な身体的、精神的な苦痛や傷害を避けて行われるべきである。	苦痛や障害は避ける
5. 死亡や障害を引き起こすことがあらかじめ予想される場合、実験は行うべきではない。ただし、実験する医師自身も被験者となる実験の場合は、例外としてよいかも知れない。	死亡・障害が予想されたらダメ
6. 実験に含まれる危険性の度合いは、その実験により解決される問題の人道上の重大性を決して上回るべきではない。	危険のほうが大きいのはダメ
7. 傷害や障害、あるいは死をもたらす僅かな可能性からも被験者を保護するため、周到な準備がなされ、適切な設備が整えられるべきである。	周到な準備と適切な設備
8. 実験は、科学的有資格者によってのみ行われるべきである。実験を行う者、あるいは実験に従事する者には、実験の全段階を通じて、最高度の技術と注意が求められるべきである。	科学的有資格者が行う
9. 実験の進行中に、実験の続行が耐えられないと思われる程の身体的あるいは精神的な状態に至った場合、被験者は、実験を中止させる自由を有するべきである。	被験者は実験を中止できる
10. 実験の進行中に、責任ある立場の科学者は、彼に求められた誠実さ、優れた技能、注意深い判断力を行使する中で、実験の継続が、傷害や障害、あるいは死を被験者にもたらしそうだと考えるに足る理由が生じた場合、いつでも実験を中止する心構えでいなければならない。	科学者は被験者のために実験を中止する心構えを持つ

3. 世界医師会「ヘルシンキ宣言」　人を対象とする 医学研究の倫理原則（笹栗俊之・訳）

第18回 WMA 総会［1964年6月、ヘルシンキ（フィンランド）］で採択
第29回 WMA 総会［1975年10月、東京（日本）］で改正
第35回 WMA 総会［1983年10月、ベニス（イタリア）］で改正
第41回 WMA 総会［1989年9月、香港］で改正
第48回 WMA 総会［1996年10月、サマーセットウエスト（南アフリカ共和国）］で
　　　　　　　　　改正
第52回 WMA 総会［2000年10月、エジンバラ（スコットランド）］で改正
第53回 WMA 総会［2002年10月、ワシントン（アメリカ合州国）］で改正（明確化
　　　　　　　　　のため注釈を追加）
第55回 WMA 総会［2004年10月、東京（日本）］で改正（明確化のため注釈を追加）
第59回 WMA 総会［2008年10月、ソウル（韓国）］で改正
第64回 WMA 総会［2013年10月、フォルタレザ（ブラジル）］で改正

序文

1. 世界医師会は、人を対象とする医学研究の倫理原則の声明文として、「ヘルシンキ宣言」を発展させてきた。人を対象とする医学研究には、個人を特定できる試料やデータを用いる研究も含まれる。

　　「宣言」は全体として読まれることを意図しており、各々の項目は、他のすべての関連項目を熟慮しながら適用されるべきである。

2. 世界医師会の権限として、「宣言」は第一には医師に対して述べたものである。しかし、人を対象とする医学研究に携わる医師以外の人々に対しても、この倫理原則を受け入れるよう勧告する。

一般原則

3. 世界医師会「ジュネーブ宣言」は、「私の患者の健康を私の第一の関心事とする」ことを医師に義務づけ、世界医師会「医の倫理の国際綱領」は、「医師は、医療を提供する際、患者の最善の利益のために行動するべきである」と宣言している。

4. 医学研究の対象となる人々を含め、患者の健康、福利、権利を促し、保護することは医師の義務である。医師の知識と良心は、この義務の達成に捧げられる。

5. 医学の進歩は、最終的には人を対象とする調査を行わざるを得ない研究に基づいている。

6. 人を対象とする医学研究の主な目的は、疾病の原因、進展の仕方、影響を知ることと、予防、診断、治療上の介入手段（方法、手順、処置）を改善することである。現在最善とされている介入手段も、その安全性、有効性、効率、利便性、質

を研究することにより、常に評価し続ける必要がある。

7. 医学研究は、研究対象者すべての尊重を促し、保証するとともに、その健康と権利を守るための倫理基準に従わなければならない。

8. 医学研究の主目的は新しい知識を獲得することであるが、この目的の達成が個々の研究対象者の権利と利益よりも優先されることは決してあってはならない。

9. 研究対象者の生命、健康、尊厳、無欠性、自己決定権、プライバシー、個人情報の機密性を守ることは、医学研究に関与する医師の義務である。研究対象者の保護に関する責任は、常にその医師もしくは医療専門家が負い、研究対象者が同意を与えているとしても決して対象者に負わせてはならない。

10. 医師は、国際的な規範や基準はもとより、人を対象とする研究に関する自国の倫理、法律、規制上の規範や基準をも考慮しなければならない。国内あるいは国際的な倫理、法律、規制が何を求めていようと、この「宣言」が求める研究対象者の保護を弱めたり、排除したりするべきではない。

11. 医学研究は、考えられる環境への悪影響を最小限にとどめる方法で行うべきである。

12. 人を対象とする医学研究は、適切な倫理と科学的な教育、訓練、資格を身につけた人々のみによって行われなければならない。患者もしくは健康なボランティアに関する研究は、有能で適切な資格を有する医師もしくは他の医療専門家の監督を必要とする。

13. 研究に参加しにくい集団に属する人々には、研究参加の適切な機会が提供されるべきである。

14. 医師が、医学研究を医療と結びつけることができるのは、予防、診断、治療上見込まれる価値によって研究が正当化される範囲に限られ、かつ、研究調査への参加が、研究対象者となる患者の健康に有害な影響を及ぼさないと信じるに足る理由がある場合に限られる。

15. 研究参加の結果として被害を受けた対象者に対しては、適切な補償と治療が保証されなければならない。

リスク、負担、利益

16. 診療においても、医学研究においても、ほとんどの介入手段はリスクと負担を伴っている。

　　人を対象とする医学研究を行ってもよいのは、目的の重要性が研究対象者のリスクと負担にまさる時だけである。

17. 人を対象とするすべての医学研究において、その実施に先立ち、研究に参加する人々や集団に予想されるリスクと負担を、彼ら自身に見込まれる利益、または同様の状態に置かれている他の人々や集団に対して見込まれる利益と比較しながら、慎重に考量しなければならない。

　　リスクは、これを最小化する手段が講じられなければならない。研究者によって、リスクは常に監視され、評価され、記録されなければならない。

18. 医師が、人を対象とする研究調査に関与することを許されるのは、リスクが十分に評価されていることと、それらに適切に対処できることを確信している場合に限られる。

　　潜在的な利益よりリスクの方が大きいと判明した場合、または、確実な結果が得られる決定的証拠がある場合、医師は、調査を継続するか、変更するか、直ちに中止するか判断しなければならない。

脆弱な集団と個人

19. 著しく脆弱で、不当な扱いを受けたり、余計な被害を被ったりする可能性が高い集団や個人も存在する。

　　脆弱な集団や個人は、特別に配慮された保護を受けるべきである。

20. 脆弱な集団を対象とする医学研究が正当化されるのは、その研究が当該集団の健康上の必要性と優先事項に応えるものであり、かつ、その研究が脆弱でない集団では行えない場合に限られる。さらに、その集団は、研究結果として得られる知識、技術、介入手段から利益を得ることのできる立場に置かれるべきである。

科学的要件と研究実施計画書

21. 人を対象とする医学研究は、一般的に受け入れられている科学的原則に従い、科学的文献の徹底した理解、その他の関連情報源、研究室での十分な実験と、妥当な場合は、十分な動物実験に基づいていなければならない。研究に使用される動物の福祉が考慮されなければならない。

22. 人を対象とする各々の研究調査のデザインと実施方法は、研究実施計画書の中に明確に記述され、正当性が示されなければならない。

　　実施計画書は、当該研究に関わる倫理的配慮についての記述を含み、この「宣言」の諸原則にどう対応するかを示すべきである。実施計画書は、資金源、スポンサー、所属機関、起こり得る利益相反、研究対象者への誘因、研究調査参加の結果として健康被害を受けた対象者の治療および（または）補償の準備に関する情報を含むべきである。

　　臨床試験では、実施計画書に、試験終了後の供給に向けての適切な準備についても記載しなければならない。

研究倫理委員会

23. 研究実施計画書は、審議や意見、指導、承認を求めて、調査を始める前に当該の研究倫理委員会に提出されなければならない。この委員会は、活動に透明性を有し、研究者、スポンサー、その他のあらゆる不当な影響から独立しており、正式な資格を有していなければならない。委員会は、国際的規範や基準はもとより、研究が実施される国（あるいは国々）の法律と規制を考慮に入れなければならないが、それらによって、この「宣言」が求める研究対象者の保護を弱めたり、排除したりしてはならない。

委員会は、進行中の調査を監視する権利を持たなければならない。研究者は、監視に必要な情報（特に重篤な有害事象に関するあらゆる情報）を、委員会に提供しなければならない。委員会の審議と承認を得ずに実施計画書を変更することは許されない。調査終了後、研究者は、調査結果と結論の要約を含む最終報告書を委員会に提出しなければならない。

プライバシーと秘密保護
24. 研究対象者のプライバシーと個人情報の機密性を守るため、あらゆる予防策が講じられなければならない。

インフォームド・コンセント
25. インフォームド・コンセントを与える能力のある人々が医学研究に対象者として参加する場合、それは自発的でなければならない。家族や地域社会の指導者に相談するのが適切な場合もあるかもしれないが、本人の自由意思による承諾を得ていないかぎり、インフォームド・コンセントを与える能力のある人を研究調査に登録してはならない。
26. インフォームド・コンセントを与える能力のある人々を対象とする医学研究においては、それぞれの対象候補者が、目的、方法、資金源、起こりうる利益相反、研究者の所属機関、期待される利益と潜在的なリスク、伴うかもしれない不快感、調査終了後の供給、調査に関するその他のあらゆる側面について、適切に知らされなければならない。対象候補者は、調査への参加を拒否する権利、報復を受けることなくいつでも参加同意を撤回する権利があることを知らされなければならない。情報を伝える方法はもとより、個々の対象候補者が必要としている特定の情報について、特別な注意が払われるべきである。

　　それらの情報を対象候補者が理解したことを確認した後、医師または別の適切な有資格者が、対象候補者の自由意思によるインフォームド・コンセントを、望ましくは文書で求めなければならない。もし同意が書面で表明できないならば、文書によらずに同意を得たことを公式に記録し、立会人を置かなければならない。

　　すべての医学研究対象者は、調査の全般的な帰結と結果を知る選択権を与えられるべきである。
27. 研究調査参加のインフォームド・コンセントを求める時、対象候補者が医師に依存した関係にある場合、または強制の下に同意するおそれがある場合には、医師は特に慎重にならなければならない。そのような場合、インフォームド・コンセントは、この候補者と医師との関係から完全に独立した、適切な資格を有する者によって求められなければならない。
28. 研究対象候補者にインフォームド・コンセントを与える能力がない場合、医師は、法的な資格を有する代理人のインフォームド・コンセントを求めなければならない。これらの人々を彼ら自身の利益となる可能性のない研究調査の対象とす

ることができるのは、その研究が、対象候補者が代表する集団の健康増進を意図しており、インフォームド・コンセントを与える能力のある者を対象としていては実施できず、かつ、最小限のリスクと最小限の負担しか伴わない場合だけである。

29. インフォームド・コンセントを与える能力がないとされる研究対象候補者でも、研究参加についての決定に賛意（アセント）を表明することができる場合、医師は、法的な資格を有する代理人からの同意に加え、対象候補者の賛意も得なければならない。また、対象候補者の異議は尊重されるべきである。

30. 意識不明の患者のように、身体的または精神的な状態によりインフォームド・コンセントを与えることができない人々を対象として研究が行えるのは、インフォームド・コンセントを与えることを妨げる身体的・精神的状態が、研究対象者として必要な特性となっている場合に限られる。このような状況では、医師は、法的な資格を有する代理人にインフォームド・コンセントを求めるべきである。そのような代理人が間に合わず、研究を延期することもできない場合には、インフォームド・コンセントを与えられない状態にある人々を対象としなければならない特別な理由が研究実施計画書に述べられており、かつ、その調査が研究倫理委員会で承認されていれば、インフォームド・コンセントなしに研究を始めてもよい。ただし、できるだけ早く、対象者または法的な資格を有する代理人から、引き続き研究に参加することへの同意を取得しなければならない。

31. 医師は、医療のどの部分が研究に関連しているのか、患者に十分説明しなければならない。患者が調査への参加を拒否したり、調査からの撤退を決めたりしても、患者と医師の関係は断じて妨げられてはならない。

32. バイオバンクやそれに類する集積所（リポジトリ）の資料やデータに関する研究のように、個人を特定できる試料やデータを使用する医学研究では、それらの収集、保存、および（または）再利用について、医師はインフォームド・コンセントを求めなければならない。ただ、このような研究では、同意取得が不可能もしくは非現実的である場合があり得る。そのような状況では、研究倫理委員会において審議され、承認を得た場合に限り、研究を行ってもよい。

プラセボの使用

33. 新しい介入手段の利益、リスク、負担、有効性は、以下の場合を除き、現時点で最善と証明されている介入手段を比較対照として試されなければならない。

　　証明されている介入手段が存在しない場合、プラセボの使用または無介入は受け入れられる。または、

　　説得力を有し科学的に正しい方法論上の理由により、ある介入手段の有効性または安全性を決定するためには、最善と証明されている方法より有効性が低い介入手段の使用、プラセボの使用、または無介入が必要であり、

　　かつ、最善と証明されている方法より有効性が低い介入手段、プラセボ、または無介入に割り付けられた患者が、最善と証明されている介入手段を受けられな

かった結果として、重篤もしくは不可逆的な健康被害のリスクに曝されることはないと予想される場合。

　ただし、この選択肢の乱用を避けるため、最大限の注意が払われなければならない。

試験終了後の供給

34.　臨床試験に先立ち、スポンサー、研究者、およびホスト国政府は、試験で有益性が判明した介入手段を試験終了後も必要としているすべての参加者のために、試験後にそれを入手する方法を準備しておくべきである。この情報も、インフォームド・コンセント取得の過程で参加者に開示されなければならない。

研究の登録および結果の発表と普及

35.　人を対象とする各々の研究調査は、最初の対象者を募集する前に、公的に利用可能なデータベースに登録されなければならない。

36.　研究者、著者、スポンサー、編集者、および発行者はすべて、研究結果の発表と普及に関して倫理的な責任を負う。研究者は、自分が実施した人を対象とする研究の結果を一般社会に公表する義務を負い、また、その報告の完全性と正確性についての責任を負う。上記の任に当たるすべての人々は、倫理的な発表のための認められた指針を遵守するべきである。期待に沿った結果のみならず、期待に外れた結果や結論に達しなかった結果も、出版されるか他の手段で公表されなければならない。発表に当たっては、研究資金源、所属機関、利益相反が明言されなければならない。この「宣言」の原則に合致しない研究の報告は、発表を受理されるべきではない。

有益性が証明されていない介入手段の診療上の使用

37.　ある患者の治療において、証明された介入手段が存在しないか、もしくは既知の介入手段が無効であった場合、医師は、専門家の助言を求めた後、患者または法的な資格を有する代理人のインフォームド・コンセントの下に、未証明の介入手段を用いてもよい。ただし、その方法に、患者の生命を救ったり、健康を取り戻したり、苦痛を和らげたりする望みがあると、その医師が判断した場合に限られる。その介入手段は、その後、安全性と有効性を評価するために計画された研究の対象とされるべきである。すべての症例で、新しい情報は記録され、妥当であれば公表されなければならない。

4. 専門職団体の倫理綱領

医の倫理綱領（日本医師会、2000）

　医学および医療は、病める人の治療はもとより、人びとの健康の維持もしくは増進を図るもので、医師は責任の重大性を認識し、人類愛を基にすべての人に奉仕するものである。

1. 医師は生涯学習の精神を保ち、つねに医学の知識と技術の習得に努めるとともに、その進歩・発展に尽くす。
2. 医師はこの職業の尊厳と責任を自覚し、教養を深め、人格を高めるように心掛ける。
3. 医師は医療を受ける人びとの人格を尊重し、やさしい心で接するとともに、医療内容についてよく説明し、信頼を得るように努める。
4. 医師は互いに尊敬し、医療関係者と協力して医療に尽くす。
5. 医師は医療の公共性を重んじ、医療を通じて社会の発展に尽くすとともに、法規範の遵守および法秩序の形成に努める。
6. 医師は医業にあたって営利を目的としない。

日本介護福祉士会 倫理綱領（1995）

前文　　私たち介護福祉士は、介護福祉ニーズを有するすべての人々が、住み慣れた地域において安心して老いることができ、そして暮らし続けていくことのできる社会の実現を願っています。そのため、私たち日本介護福祉士会は、一人ひとりの心豊かな暮らしを支える介護福祉の専門職として、ここに倫理綱領を定め、自らの専門的知識・技術及び倫理的自覚をもって最善の介護福祉サービスの提供に努めます。

1. 利用者本位、自立支援　　介護福祉士はすべての人々の基本的人権を擁護し、一人ひとりの住民が心豊かな暮らしと老後が送れるよう利用者本位の立場から自己決定を最大限尊重し、自立に向けた介護福祉サービスを提供していきます。
2. 専門的サービスの提供　　介護福祉士は、常に専門的知識・技術の研鑽に励むとともに、豊かな感性と的確な判断力を培い、深い洞察力をもって専門的サービスの提供に努めます。また、介護福祉士は、介護福祉サービスの質的向上に努め、自己の実施した介護福祉サービスについては、常に専門職としての責任を負います。
3. プライバシーの保護　　介護福祉士は、プライバシーを保護するため、職務上知り得た個人の情報を守ります。
4. 総合的サービスの提供と積極的な連携、協力　　介護福祉士は、利用者に最適なサービスを総合的に提供していくため、福祉、医療、保健その他関連する業務に従事する者と積極的な連携を図り、協力して行動します。
5. 利用者ニーズの代弁　　介護福祉士は、暮らしを支える視点から利用者の真の

ニーズを受けとめ、それを代弁していくことも重要な役割であると確認したうえで、考え、行動します。

6. 地域福祉の推進　介護福祉士は、地域において生じる介護問題を解決していくために、専門職として常に積極的な態度で住民と接し、介護問題に対する深い理解が得られるよう努めるとともに、その介護力の強化に協力していきます。

7. 後継者の育成　介護福祉士は、すべての人々が将来にわたり安心して質の高い介護を受ける権利を享受できるよう、介護福祉士に関する教育水準の向上と後継者の育成に力を注ぎます。

看護者の倫理綱領（日本看護協会、2003）

前文　人々は、人間としての尊厳を維持し、健康で幸福であることを願っている。看護は、このような人間の普遍的なニーズに応え、人々の健康な生活の実現に貢献することを使命としている。看護は、あらゆる年代の個人、家族、集団、地域社会を対象とし、健康の保持増進、疾病の予防、健康の回復、苦痛の緩和を行い、生涯を通してその最期まで、その人らしく生を全うできるように援助を行うことを目的としている。看護者は、看護職の免許によって看護を実践する権限を与えられた者であり、その社会的な責務を果たすため、看護の実践にあたっては、人々の生きる権利、尊厳を保つ権利、敬意のこもった看護を受ける権利、平等な看護を受ける権利などの人権を尊重することが求められる。日本看護協会の『看護者の倫理綱領』は、病院、地域、学校、教育・研究機関、行政機関など、あらゆる場で実践を行う看護者を対象とした行動指針であり、自己の実践を振り返る際の基盤を提供するものである。また、看護の実践について専門職として引き受ける責任の範囲を、社会に対して明示するものである。

条文

1. 看護者は、人間の生命、人間としての尊厳及び権利を尊重する。

2. 看護者は、国籍、人種・民族、宗教、信条、年齢、性別及び性的指向、社会的地位、経済的状態、ライフスタイル、健康問題の性質にかかわらず、対象となる人々に平等に看護を提供する。

3. 看護者は、対象となる人々との間に信頼関係を築き、その信頼関係に基づいて看護を提供する。

4. 看護者は、人々の知る権利及び自己決定の権利を尊重し、その権利を擁護する。

5. 看護者は、守秘義務を遵守し、個人情報の保護に努めるとともに、これを他者と共有する場合は適切な判断のもとに行う。

6. 看護者は、対象となる人々への看護が阻害されているときや危険にさらされているときは、人々を保護し安全を確保する。

7. 看護者は、自己の責任と能力を的確に認識し、実施した看護について個人としての責任をもつ。

8. 看護者は、常に、個人の責任として継続学習による能力の維持・開発に努める。

9. 看護者は、他の看護者及び保健医療福祉関係者とともに協働して看護を提供する。

10. 看護者は、より質の高い看護を行うために、看護実践、看護管理、看護教育、看護研究の望ましい基準を設定し、実施する。

11. 看護者は、研究や実践を通して、専門的知識・技術の創造と開発に努め、看護学の発展に寄与する。

12. 看護者は、より質の高い看護を行うために、看護者自身の心身の健康の保持増進に努める。

13. 看護者は、社会の人々の信頼を得るように、個人としての品行を常に高く維持する。

14. 看護者は、人々がよりよい健康を獲得していくために、環境の問題について社会と責任を共有する。

15. 看護者は、専門職組織を通じて、看護の質を高めるための制度の確立に参画し、よりよい社会づくりに貢献する。

日本言語聴覚士協会　倫理綱領（2012）

序文　　言語聴覚士は、自らの責任を自覚し、人類愛の精神のもと、全ての人々に奉仕する。

倫理規定

1. 言語聴覚士に関する倫理

①言語聴覚士は、関係する分野の知識と技術の習得に常に努めるとともに、その進歩・発展に尽くす。

②言語聴覚士は、この職業の専門性と責任を自覚し、教養を深め、人格を高めるよう心掛ける。

③言語聴覚士は、職務を実践するにあたって、営利を目的とせず、何よりも訓練・指導・援助等を受ける人々の有益性を第一に優先する。

2. 訓練・指導・援助を受ける人々に関する倫理

④言語聴覚士は、訓練・指導・援助を受ける人々の人格を尊重し、真摯な態度で接するとともに、訓練・指導・援助等の内容について、適切に説明し、信頼が得られるよう努める。

3. 同職種間・関連職種間の関係性に関する倫理

⑤言語聴覚士は、互いに尊敬の念を抱き、関連職種関係者と協力し、自らの責務を果たすとともに、後進の育成に尽くす。

4. 言語聴覚士と社会との関係に関する倫理

⑥言語聴覚士は、言語聴覚士法に定める職務の実践を通して、社会の発展に尽くすとともに、法規範の遵守及び法秩序の構築に努める。

日本作業療法士協会　倫理綱領（1986）

1. 作業療法士は、人々の健康を守るため、知識と良心を捧げる。

2. 作業療法士は、知識と技術に関して、つねに最高の水準を保つ。
3. 作業療法士は、個人の人権を尊重し、思想、信条、社会的地位等によって個人を差別することをしない。
4. 作業療法士は、職務上知り得た個人の秘密を守る。
5. 作業療法士は、必要な報告と記録の義務を守る。
6. 作業療法士は、他の職種の人々を尊敬し、協力しあう。
7. 作業療法士は、先人の功績を尊び、よき伝統を守る。
8. 作業療法士は、後輩の育成と教育水準の高揚に努める。
9. 作業療法士は、学術的研鑽及び人格の陶冶をめざして相互に律しあう。
10. 作業療法士は、公共の福祉に寄与する。
11. 作業療法士は、不当な報酬を求めない。
12. 作業療法士は、法と人道にそむく行為をしない。

歯科医師の倫理綱領（日本歯科医師会）

われわれ歯科医師は、日頃より歯科医学および歯科医療の研鑽を通じて培った知識や技術をもって、人々の健康の回復と疾病の予防のために貢献するものである。

一、専門職として歯科医学と歯科医療の発展のために尽くし、医療倫理の実践に努める。

一、専門職であることを念頭に、法を遵守し適切な説明を行い、常に愛情を持って患者のために社会的使命を果たすように努める。

一、自己の知識、技術、経験を社会のために提供し、社会福祉および国民の健康向上のために努める。

歯科衛生士の倫理綱領（日本歯科衛生士会、2019）

前文　口腔の健康は、健康で質の高い生活を営む上で基礎的かつ重要な役割を果たしている。歯科衛生士は、人々の歯科疾患を予防し、口腔衛生の向上を図ることにより、口腔の健康の保持増進に貢献することを使命としている。歯科衛生士は、免許によって歯科衛生の専門職として認められたものであり、あらゆる人々に対して、生涯を通じた歯科疾患の予防とともに、口腔衛生管理、口腔機能管理による口腔健康管理を提供し、人生の最期まで、その人らしく生きることを支援する。歯科衛生業務は、人の生きる権利、尊厳を保つ権利および平等に口腔健康管理の支援を受ける権利などの人権を尊重し、信頼関係に基づいて遂行されなければならない。歯科衛生士の倫理綱領は、病院、診療所、介護・福祉施設、地域、事業所、企業、教育養成機関、研究機関、行政機関など、あらゆる場において、歯科衛生業務を実践するための行動指針であり、同時に、歯科衛生士としての基本的な役割と責務を社会に対して明示するものである。

条文

1. 歯科衛生士は、人の生命、人格、人権を尊重する。
2. 歯科衛生士は、平等、公平、誠実に業務を遂行する。

3. 歯科衛生士は、十分な説明と信頼関係に基づき業務を遂行する。
4. 歯科衛生士は、人々の知る権利および自己決定の権利を尊重し、擁護する。
5. 歯科衛生士は、守秘義務を遵守し、個人情報の保護に努める。
6. 歯科衛生士は、対象となる人の口腔の健康が阻害され危険にさらされているときは、その人を保護し、安全を確保する。
7. 歯科衛生士は、歯科衛生士法および関係諸法令を遵守し、業務の質および自律性の確保に努める。
8. 歯科衛生士は、自己研鑽に励み、専門職としての能力の維持向上・開発に努める。
9. 歯科衛生士は、他の保健医療福祉関係者と連携・協働し、適切な口腔健康管理の確保に努める。
10. 歯科衛生士は、業務の質を高めるために望ましい基準を設定し、実施する。
11. 歯科衛生士は、業務の実践や研究を通して歯科衛生学の発展に寄与する。
12. 歯科衛生士は、対象となる人の不利益を受けない権利、プライバシーを守る権利を尊重する。
13. 歯科衛生士は、より質の高い業務を実践するため、健康的な職業生活の実現に努める。
14. 歯科衛生士は、社会や人々の信頼を得るよう、個人としての品行を高く維持する。
15. 歯科衛生士は、健康に関連する環境問題について社会と責任を共有する。
16. 歯科衛生士は、口腔の健康を保持増進するための制度や施策を推進するため、専門職組織を通じて行動し、よりよい社会づくりに貢献する。

ソーシャルワーカーの倫理綱領（日本ソーシャルワーカー連盟、2005）

前文　　われわれソーシャルワーカーは、すべての人が人間としての尊厳を有し、価値ある存在であり、平等であることを深く認識する。われわれは平和を擁護し、人権と社会正義の原理に則り、サービス利用者本位の質の高い福祉サービスの開発と提供に努めることによって、社会福祉の増進とサービス利用者の自己実現を目指す専門職であることを言明する。

　われわれは、社会の進展に伴う社会変動が、ともすれば環境破壊及び人間疎外をもたらすことに着目する時、この専門職がこれからの福祉社会にとって不可欠の制度であることを自覚するとともに、専門職ソーシャルワーカーの職責についての一般社会及び市民の理解を深め、その啓発に努める。

　われわれは、われわれの加盟する国際ソーシャルワーカー連盟が採択した、次の「ソーシャルワークの定義」（2000年7月）を、ソーシャルワーク実践に適用され得るものとして認識し、その実践の拠り所とする。

> ソーシャルワークの定義
>
> 　ソーシャルワーク専門職は、人間の福利（ウェルビーイング）の増進を目指して、社会の変革を進め、人間関係における問題解決を図り、人々のエンパワーメントと解放を促していく。ソーシャルワークは、人間の行動と社会システムに関する理論を利用して、人々がその環境と相互に影響し合う接点に介入する。人権と社会正義の原理は、ソーシャルワークの拠り所とする基盤である。（IFSW. 2000.7）

　われわれは、ソーシャルワークの知識、技術の専門性と倫理性の維持、向上が専門職の職責であるだけでなく、サービス利用者は勿論、社会全体の利益に密接に関連していることを認識し、本綱領を制定してこれを遵守することを誓約する者に寄り、専門職団体を組織する。

価値と原則

1. 人間の尊厳　　ソーシャルワーカーは、すべての人間を、出自、人種、性別、年齢、身体的精神的状況、宗教的文化的背景、社会的地位、経済状況等の違いにかかわらず、かけがえのない存在として尊重する。
2. 社会正義　　ソーシャルワーカーは、差別、貧困、抑圧、排除、暴力、環境破壊などの無い、自由、平等、共生に基づく社会正義の実現をめざす。
3. 貢献　　ソーシャルワーカーは、人間の尊厳の尊重と社会正義の実現に貢献する。
4. 誠実　　ソーシャルワーカーは、本倫理綱領に対して常に誠実である。
5. 専門的力量　　ソーシャルワーカーは、専門的力量を発揮し、その専門性を高める。

倫理基準

Ⅰ．利用者に対する倫理責任

1. （利用者との関係）ソーシャルワーカーは、利用者との専門的援助関係を最も大切にし、それを自己の利益のために利用しない。
2. （利用者の利益の最優先）ソーシャルワーカーは、業務の遂行に際して、利用者の利益を最優先に考える。
3. （受容）ソーシャルワーカーは、自らの先入観や偏見を排し、利用者をあるがままに受容する。
4. （説明責任）ソーシャルワーカーは、利用者に必要な情報を適切な方法・わかりやすい表現を用いて提供し、利用者の意思を確認する。
5. （利用者の自己決定の尊重）ソーシャルワーカーは、利用者の自己決定を尊重し、利用者がその権利を十分に理解し、活用していけるように援助する。
6. （利用者の意思決定能力への対応）ソーシャルワーカーは、意思決定能力の不十分な利用者に対して、常に最善の方法を用いて利益と権利を擁護する。
7. （プライバシーの尊重）ソーシャルワーカーは、利用者のプライバシーを最大限に尊重し、関係者から情報を得る場合、その利用者から同意を得る。

8. （秘密の保持）ソーシャルワーカーは、利用者や関係者から情報を得る場合、業務上必要な範囲にとどめ、その秘密を保持する。秘密の保持は、業務を退いた後も同様とする。
9. （記録の開示）ソーシャルワーカーは、利用者から記録の開示の要求があった場合、本人に記録を開示する。
10. （情報の共有）ソーシャルワーカーは、利用者の援助のために利用者に関する情報を関係機関・関係職員と共有する場合、その秘密を保持するよう最善の方策を用いる。
11. （性的差別、虐待の禁止）ソーシャルワーカーは、利用者に対して、性別、性的指向等の違いから派生する差別やセクシュアル・ハラスメント、虐待をしない。
12. （権利侵害の防止）ソーシャルワーカーは、利用者を擁護し、あらゆる権利侵害の発生を予防する。

Ⅱ．実践現場における倫理責任
1. （最良の実践を行う責務）ソーシャルワーカーは、実践現場において、最良の業務を遂行するために、自らの専門的知識・技術を惜しみなく発揮する。
2. （他の専門職等との連携・協働）ソーシャルワーカーは、相互の専門性を尊重し、他の専門職等と連携・協働する。
3. （実践現場と綱領の遵守）ソーシャルワーカーは、実践現場との間で倫理上のジレンマが生じるような場合、実践現場が本綱領の原則を尊重し、その基本精神を遵守するようはたらきかける。
4. （業務改善の推進）ソーシャルワーカーは、常に業務を点検し評価を行い、業務改善を推進する。

Ⅲ．社会に対する倫理責任
1. （ソーシャル・インクルージョン）ソーシャルワーカーは、人々をあらゆる差別、貧困、抑圧、排除、暴力、環境破壊などから護り、包含的な社会を目指すよう努める。
2. （社会への働きかけ）ソーシャルワーカーは、社会に見られる不正義の改善と利用者の問題解決のため、利用者や他の専門職等と連帯し、効果的な方法により社会に働きかける。
3. （国際社会への働きかけ）ソーシャルワーカーは、人権と社会正義に関する国際的問題を解決するため、全世界のソーシャルワーカーと連帯し、国際社会に働きかける。

Ⅳ．専門職としての倫理責任
1. （専門職の啓発）ソーシャルワーカーは、利用者・他の専門職・市民に専門職としての実践を伝え、社会的信用を高める。
2. （信用失墜行為の禁止）ソーシャルワーカーは、その立場を利用した信用失墜行為を行わない。
3. （社会的信用の保持）ソーシャルワーカーは、他のソーシャルワーカーが専門

職業の社会的信用を損なうような場合、本人にその事実を知らせ、必要な対応を促す。

4. （専門職の擁護）ソーシャルワーカーは、不当な批判を受けることがあれば、専門職として連帯し、その立場を擁護する。

5. （専門性の向上）ソーシャルワーカーは、最良の実践を行うために、スーパービジョン、教育・研修に参加し、援助方法の改善と専門性の向上を図る。

6. （教育・訓練・管理における責務）ソーシャルワーカーは、教育・訓練・管理に携わる場合、相手の人権を尊重し、専門職としてのよりよい成長を促す。

7. （調査・研究）ソーシャルワーカーは、すべての調査・研究過程で利用者の人権を尊重し、倫理性を確保する。

日本理学療法士協会 倫理規定（2012）

日本理学療法士協会は、本会会員が理学療法士としての使命と職責を自覚し、常に自らを修め、律する基準として、ここに倫理規程を設ける。

基本精神

1. 理学療法士は、国籍、人種、民族、宗教、文化、思想、信条、門地、社会的地位、年齢、性別などのいかんにかかわらず、平等に接しなければならない。

2. 理学療法士は、国民の保健・医療・福祉のために、自己の知識、技術、経験を社会のために可能な限り提供しなければならない。

3. 理学療法士は、専門職として常に研鑽を積み、理学療法の発展に努めなければならない。

4. 理学療法士は、業務にあたり、誠意と責任をもって接し、自己の最善を尽くさなければならない。

5. 理学療法士は、後進の育成に努力しなければならない。

遵守事項

1. 理学療法士は、保健・医療・福祉領域においてその業の目的と責任のうえにたち治療と指導にあたる。

2. 理学療法士は、治療や指導の内容について十分に説明する必要がある。

3. 理学療法士は、他の関連職種と誠実に協力してその責任を果たし、チーム全員に対する信頼を維持する。

4. 理学療法士は、業務上知り得た情報についての秘密を守る。

5. 理学療法士は、企業の営利目的に関与しない。

6. 理学療法士は、その定められた正当な報酬以外の要求をしたり収受しない。

5. 世界人権宣言（国際連合、1948）

	条　文	略
1	すべての人間は、生れながらにして自由であり、かつ、尊厳と権利とについて平等である。人間は、理性と良心とを授けられており、互いに同胞の精神をもって行動しなければならない。	みんな自由で仲間
2	1. すべて人は、人種、皮膚の色、性、言語、宗教、政治上その他の意見、国民的若しくは社会的出身、財産、門地その他の地位又はこれに類するいかなる事由による差別をも受けることなく、この宣言に掲げるすべての権利と自由とを享有することができる。 2. さらに、個人の属する国又は地域が独立国であると、信託統治地域であると、非自治地域であると、又は他のなんらかの主権制限の下にあるとを問わず、その国又は地域の政治上、管轄上又は国際上の地位に基づくいかなる差別もしてはならない。	差別はいや
3	すべての人は、生命、自由及び身体の安全に対する権利を有する。	安心して暮らす
4	何人も、奴隷にされ、又は苦役に服することはない。奴隷制度及び奴隷売買は、いかなる形においても禁止する。	奴隷はいや
5	何人も、拷問又は残虐な、非人道的な若しくは屈辱的な取扱若しくは刑罰を受けることはない。	拷問はやめろ
6	すべての人は、いかなる場所においても、法の下において、人として認められる権利を有する。	人権はみんなが持つ
7	すべての人は、法の下において平等であり、また、いかなる差別もなしに法の平等な保護を受ける権利を有する。すべての人は、この宣言に違反するいかなる差別に対しても、また、そのような差別をそそのかすいかなる行為に対しても、平等な保護を受ける権利を有する。	法律は平等
8	すべての人は、憲法又は法律によって与えられた基本的権利を侵害する行為に対し、権限を有する国内裁判所による効果的な救済を受ける権利を有する。	泣き寝入りはしない
9	何人も、ほしいままに逮捕、拘禁、又は追放されることはない。	簡単に捕まえないで
10	すべての人は、自己の権利及び義務並びに自己に対する刑事責任が決定されるに当って、独立の公平な裁判所による公正な公開の審理を受けることについて完全に平等の権利を有する。	裁判は公正に
11	1. 犯罪の訴追を受けた者は、すべて、自己の弁護に必要なすべての保障を与えられた公開の裁判において法律に従って有罪の立証があるまでは、無罪と推定される権利を有する。 2. 何人も、実行の時に国内法又は国際法により犯罪を構成しなかった作為又は不作為のために有罪とされることはない。また、犯罪が行われた時に適用される刑罰より重い刑罰を課せられない。	捕まっても罪があるとは限らない

178

12	何人も、自己の私事、家族、家庭若しくは通信に対して、ほしいままに干渉され、又は名誉及び信用に対して攻撃を受けることはない。人はすべて、このような干渉又は攻撃に対して法の保護を受ける権利を有する。	プライバシー
13	1. すべて人は、各国の境界内において自由に移転及び居住する権利を有する。 2. すべて人は、自国その他いずれの国をも立ち去り、及び自国に帰る権利を有する。	どこにでも住める
14	1. すべて人は、迫害を免れるため、他国に避難することを求め、かつ、避難する権利を有する。 2. この権利は、もっぱら非政治犯罪又は国際連合の目的及び原則に反する行為を原因とする訴追の場合には、援用することはできない。	逃げるのも権利
15	1. すべて人は、国籍をもつ権利を有する。 2. 何人も、ほしいままにその国籍を奪われ、又はその国籍を変更する権利を否認されることはない。	国籍を持てる
16	1. 成年の男女は、人種、国籍又は宗教によるいかなる制限をも受けることなく、婚姻し、かつ家庭をつくる権利を有する。成年の男女は、婚姻中、及びその解消に際し、婚姻に関し平等の権利を有する。 2. 婚姻は、婚姻の意思を有する両当事者の自由かつ完全な合意によってのみ成立する。 3. 家庭は、社会の自然かつ基礎的な集団単位であって、社会及び国の保護を受ける権利を有する。	結婚
17	1. すべての人は、単独で又は他の者と共同して財産を所有する権利を有する。 2. 何人も、ほしいままに自己の財産を奪われることはない。	財産を持つ
18	すべて人は、思想、良心及び宗教の自由に対する権利を有する。この権利は、宗教又は信念を変更する自由並びに単独で又は他の者と共同して、公的に又は私的に、布教、行事、礼拝及び儀式によって宗教又は信念を表明する自由を含む。	考えるのは自由
19	すべて人は、意見及び表現の自由に対する権利を有する。この権利は、干渉を受けることなく自己の意見をもつ自由並びにあらゆる手段により、また、国境を越えると否とにかかわりなく、情報及び思想を求め、受け、及び伝える自由を含む。	言いたい、知りたい、伝えたい
20	1. すべて人は、平和的集会及び結社の自由に対する権利を有する。 2. 何人も、結社に属することを強制されない。	集まる自由、集まらない自由
21	1. すべて人は、直接に又は自由に選出された代表者を通じて、自国の政治に参与する権利を有する。 2. すべて人は、自国においてひとしく公務につく権利を有する。 3. 人民の意思は、統治の権力の基礎とならなければならない。この意思は、定期のかつ真正な選挙によって表明されなければならない。この選挙は、平等の普通選挙によるものでなければな	選ぶのは私

	らず、また、秘密投票又はこれと同等の自由が保障される投票手続によって行われなければならない。	
22	すべて人は、社会の一員として、社会保障を受ける権利を有し、かつ、国家的努力及び国際的協力により、また、各国の組織及び資源に応じて、自己の尊厳と自己の人格の自由な発展とに欠くことのできない経済的、社会的及び文化的権利を実現する権利を有する。	人間らしく生きる
23	1. すべて人は、勤労し、職業を自由に選択し、公正かつ有利な勤労条件を確保し、及び失業に対する保護を受ける権利を有する。 2. すべて人は、いかなる差別をも受けることなく、同等の勤労に対し、同等の報酬を受ける権利を有する。 3. 勤労する者は、すべて、自己及び家族に対して人間の尊厳にふさわしい生活を保障する公正かつ有利な報酬を受け、かつ、必要な場合には、他の社会的保護手段によって補充を受けることができる。 4. すべて人は、自己の利益を保護するために労働組合を組織し、及びこれに参加する権利を有する。	安心して働く
24	すべて人は、労働時間の合理的な制限及び定期的な有給休暇を含む休息及び余暇をもつ権利を有する。	大事な休み
25	1. すべて人は、衣食住、医療及び必要な社会的施設等により、自己及び家族の健康及び福祉に十分な生活水準を保持する権利並びに失業、疾病、心身障害、配偶者の死亡、老齢その他不可抗力による生活不能の場合は、保障を受ける権利を有する。 2. 母と子とは、特別の保護及び援助を受ける権利を有する。すべての児童は、嫡出であると否とを問わず、同じ社会的保護を受ける。	幸せな生活
26	1. すべて人は、教育を受ける権利を有する。教育は、少なくとも初等の及び基礎的の段階においては、無償でなければならない。初等教育は、義務的でなければならない。技術教育及び職業教育は、一般に利用できるものでなければならず、また、高等教育は、能力に応じ、すべての者にひとしく開放されていなければならない。 2. 教育は、人格の完全な発展並びに人権及び基本的自由の尊重の強化を目的としなければならない。教育は、すべての国又は人種的若しくは宗教的集団の相互間の理解、寛容及び友好関係を増進し、かつ、平和の維持のため、国際連合の活動を促進するものでなければならない。 3. 親は、子に与える教育の種類を選択する優先的権利を有する。	勉強できる
27	1. すべて人は、自由に社会の文化生活に参加し、芸術を鑑賞し、及び科学の進歩とその恩恵とにあずかる権利を有する。 2. すべて人は、その創作した科学的、文学的又は美術的作品から生ずる精神的及び物質的利益を保護される権利を有する。	楽しい暮らし
28	すべて人は、この宣言に掲げる権利及び自由が完全に実現される社会的及び国際的秩序に対する権利を有する。	目指す社会

180

29	1. すべて人は、その人格の自由かつ完全な発展がその中にあってのみ可能である社会に対して義務を負う。 2. すべて人は、自己の権利及び自由を行使するに当たっては、他人の権利及び自由の正当な承認及び尊重を保障すること並びに民主的社会における道徳、公の秩序及び一般の福祉の正当な要求を満たすことをもっぱら目的として法律によって定められた制限にのみ服する。 3. これらの権利及び自由は、いかなる場合にも、国際連合の目的及び原則に反して行使してはならない。	**権利と身勝手は違う**
30	この宣言のいかなる規定も、いずれかの国、集団又は個人に対して、この宣言に掲げる権利及び自由の破壊を目的とする活動に従事し、又はそのような目的を有する行為を行う権利を認めるものと解釈してはならない。	**権利を奪う権利はない**

6. 持続可能な開発目標 (Sustainable Development Goals：SDGs、エスディージーズ、国連 2015)

　格差を減らし、災害にあってもへこたれない強靭さを備え、排除される人をなくし、質の高い教育を普及し、働きがいのある人間らしい仕事をできるようにしようという試みである。

17の目標	例
1. 貧困をなくそう	貧困状態にある人を減らし、災害にあっても大丈夫なようにレジリエンスを構築する
2. 飢餓をゼロに	食料の安定確保、栄養状態改善、持続可能な農業を推進する
3. すべての人に健康と福祉を	有害物質、環境汚染による死亡・疾病の軽減、精神保健及び福祉を促進、たばこ規制を強化する
4. 質の高い教育をみんなに	ジェンダー、障害、民族による格差なく教育を受け、働きがいのある人間らしい仕事をする人を増加する
5. ジェンダーの平等	女性への差別を撤廃する。性と生殖に関する健康及び権利を確保する
6. 安全な水とトイレを世界中に	汚染の減少、投棄の廃絶により水質を改善する。水利用の効率改善、生態系の保護・回復を行う
7. エネルギーをみんなに、クリーンに	エネルギー効率の改善、再生可能エネルギー割合の拡大、エネルギーサービスへのアクセスを確保する
8. 働きがいも経済成長も	経済生産性向上、働きがいのある人間らしい仕事(ディーセントワーク)、同一労働同一賃金を達成する。強制労働、人身売買を撲滅する
9. 産業と技術革新の基盤をつくろう	信頼でき、持続可能かつ強靭（レジリエント）なインフラを開発する。科学研究を促進し、技術能力を向上させる
10. 人や国の不平等をなくそう	格差を是正し、年齢、性別、障害、人種、出自などに関わりなく、すべての人々の能力強化と社会的インクルージョンを促進する
11. 住み続けられるまちづくりを	インクルーシブで持続可能な都市化の促進、文化遺産及び自然遺産の保護・保全、建造物の整備を行う
12. つくる責任 つかう責任	持続可能な消費と生産、廃棄物の発生防止と削減、再生利用や再利用を行う
13. 気候変動に具体的な対策を	自然災害に対するレジリエンスと適応力を強化する。気候変動の緩和、影響軽減、教育、啓発を行う
14. 海の豊かさを守ろう	海洋汚染を防止し、生態系のレジリエンス強化と回復に取り組む。乱獲や破壊的漁業を撤廃する
15. 陸の豊かさも守ろう	森林、湿地など生態系を保全、回復する。公正・公平な遺伝資源の活用を推進する。密猟や違法取引を撲滅する
16. 平和と公正をすべての人に	暴力、虐待、搾取、人身売買、拷問を撲滅する。汚職や贈賄を減少させる。非差別的政策を推進する
17. パートナーシップで目標を達成	持続可能な開発に向けて実施手段を強化し、グローバル・パートナーシップを活性化する

【著者略歴】

吉川ひろみ（よしかわ ひろみ）
1982 年、国立療養所東京病院附属リハビリテーション学院卒業。
奥鹿教湯温泉病院（現・鹿教湯三才山病院）などで作業療法士として勤務。1995 年より県立広島大学（当時・広島県立保健福祉短期大学）、2004 年より教授。1993 年に米国ウェスタンミシガン大学で修士、2010 年に吉備国際大学で博士取得。2015 年よりプレイバックシアターのパフォーマー、2020 年よりリスニングアワーのガイド。
担当科目は、「作業科学」「生命倫理」「チーム医療福祉論」など。
著書
　　「カナダモデルで読み解く作業療法」（シービーアール、2018）
　　「『作業』って何だろう 作業科学入門　第 2 版」（医歯薬出版、2017）
　　「作業療法がわかる COPM・AMPS 実践ガイド」（医学書院、2014）
　　「保健・医療職のための生命倫理ワークブック」（三輪書店、2008）　など
作業遂行研究会会長、プレイバックシアター劇団しましま代表。

上野　哲（うえの　てつ）
本書のカフェ・ヘンプのマスターのモデル。
1995 年、広島大学文学部哲学科卒業。同大学院文学研究科博士課程修了（倫理学専攻）。日本学術振興会特別研究員 PD、広島大学非常勤講師を経て、2010 年より（独）国立高等専門学校機構小山工業高等専門学校一般科に勤務（教授）。
担当科目は、「技術者倫理」「哲学」など。
共訳書
　　「徳は何の役に立つのか？」（晃洋書房、2017）
共著書
　　「救急患者支援―地域につなぐソーシャルワーク」（へるす出版、2017）
　　「ソーシャルワーカー論」（ミネルヴァ書房、2012）
　　「教育と倫理」（ナカニシヤ出版、2008）
　　「応用倫理学事典」（丸善出版、2008）
　　「岩波応用倫理学講義 6 教育」（岩波書店、2005）
主著
　　「ケーススタディに基づく看護職倫理教育の課題と展望」（「医学哲学 医学倫理」第 25 号、91-98、2007）
　　「ハンセン病療養所の課題―新良田教室卒業生への聞き取り調査を手がかりに」（「医学哲学 医学倫理」第 22 号、1-6、2004）　など
（一社）全国高等専門学校サッカー連盟理事・審判委員長。

倫理でスッキリ　医療従事者のモヤモヤ解消法

2020 年 11 月 20 日　第 1 版第 1 刷
2022 年 4 月 15 日　第 1 版第 2 刷 ©

著　　　者　吉川ひろみ・上野　哲
発　行　人　小林俊二
発　行　所　株式会社シービーアール
　　　　　　東京都文京区本郷 3-32-6　〒 113-0033
　　　　　　☎ (03) 5840-7561 （代）Fax (03) 3816-5630
　　　　　　E-mail／sales-info@cbr-pub.com
　　　　　　ISBN 978-4-908083-61-7　C3047
　　　　　　定価は裏表紙に表示
装　　　丁　三報社印刷株式会社デザイン室
印 刷 製 本　三報社印刷株式会社
　　　　　　© Hiromi Yoshikawa／Tetsu Ueno 2020

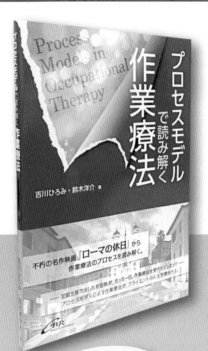